Gesund mit Wasser und Zeichen

PraNeoHom®
Praxisorientierte Neue Homöopathie

Hinweis für den Leser

Die in diesem Fachbuch vorgestellten Informationen sind sorgfältig erarbeitet und geprüft worden. Dennoch kann keine Garantie übernommen werden. Die von der Autorin vertretenen Auffassungen in Bezug auf Krankheiten und ihre Behandlung weichen teilweise von der allgemein anerkannten medizinischen Wissenschaft ab. Jeder Leser ist aufgefordert, in eigener Verantwortung zu entscheiden, ob und wie die in diesem Fachbuch vorgestellte Methode für ihn eine Alternative bzw. Ergänzung zur Schulmedizin darstellt. Eine Haftung der Autorin für Nachteile oder Schäden ist ausgeschlossen. Bitte beachten Sie in jedem Fall die Grenzen der Selbstbehandlung.

Impressum

Text: Layena Bassols Rheinfelder
Umschlag, Gestaltung und Satz: Frank Fischer, www.grafik-fischer.de
Lektorat: Hanna Westerhoff, Augsburg

Relaunch von Teilen der PraNeoHom Lehrbücher Band 1 und 7
ISBN 978-3-940089-16-8
4. überarbeitete Auflage 2026
PraNeoHom Verlag, 86911 Dießen, www.praneohom.de

Bildnachweis:
Layena Bassols Rheinfelder (S. 27, S. 41, S. 65, S. 80, S. 83, S. 84, S. 86, S. 89, S. 116, S. 117, S. 205)
Masaru Emoto (S. 91)
Jenny Farousi (S. 174, S. 194)
Frank Fischer (S. 28, S. 29, S. 31 unten, S. 45, S. 47, S. 55, S. 62, S. 64, S. 72 rechts, S. 74, S. 82, S. 85, S. 94, S. 99, S. 100, S. 102, S. 113, S. 151, S. 152, S. 158)
Monika Körbler (S. 14)
Alvina M. Kreipl (S. 23, S. 31 oben, S. 44, S. 46, S. 48, S. 50, S. 51, S. 53, S. 57, S. 63, S. 67, S. 69-72, S. 72 links, S. 73, S. 76, S. 81, S. 87, S. 124, S. 125, S. 127, S. 132-134, S. 136, S. 139, S. 167, S. 175, S. 178, S. 185, S. 200)
Gilberto Manfio (S. 66)
Almut Paluka (S. 166)
Felicitas Sperr-Burger (S. 170)

Gesund mit Wasser und Zeichen

PraNeoHom®
Praxisorientierte Neue Homöopathie

Die Zeichen von Erich Körbler, Das Testen, Informationsübertragung auf Wasser, 121 Erfahrungsberichte

Geleitsätze

Seit 1999 unterrichte ich die PraNeoHom – Heilen mit Zeichen-, und habe darin viele Menschen in deutsch und spanisch sprechenden Ländern unterrichtet. Ich bin sehr stolz auf die Teilnehmer meiner Seminare, die direkt nach dem Kurs das Gelernte mit so viel Erfolg umgesetzt haben, wie du in diesem Buch an den vielen Erfahrungsberichten sehen kannst. Nur mit ihnen zusammen ist es möglich gewesen, diese wunderbare Methode zu verbreiten. Einige von ihnen haben in diesem Buch ihre Erfahrungen publiziert und dafür bin ich ihnen sehr dankbar. Auch danke ich meinen Lehrern und allen, von denen ich lernen durfte.

Hier einige Stimmen der Teilnehmer meiner Seminare:

„Als ich 2005 gemeinsam mit meinem Vater die Ausbildung bei Layena begann, hätte ich nicht gedacht, dass dieses Jahr mein Leben von Grund auf verändert. In jedem einzelnen Seminar hat sich für mich eine neue Welt eröffnet. Die Inhalte der Ausbildung sind bis heute Grundlagen meines Lebens, privat als auch beruflich.Layena hat die Gabe, mit Liebe und Herzblut all ihr Wissen in einer unglaublichen Leichtigkeit zu vermitteln. Nach 12 Jahren habe ich die Ausbildung zur Dozentin gemacht und erneut viele neue Impulse, Ideen und Inspiration bekommen. Meine Liebe zu dieser Arbeit könnte nicht größer sein. Layena, ich danke dir von ganzem Herzen für dieses Geschenk.“

Claudia Sitter, Nesselwang

Layenas fachliches Wissen und ihre Fähigkeiten haben mich beeindruckt, aber noch mehr faszinierte mich ihre liebevolle, kurzweilige und nachhaltige Art und Weise der Wissensvermittlung. Aus den Seminaren konnte ich viel für den Dienst an andere, aber auch für meine persönliche Entwicklung mitnehmen. Dafür gilt Layena mein herzlicher Dank.

Norbert Sand

„Ich arbeite schon seit 2003 mit der PraNeoHom mit großer Begeisterung und ich werde diese Methode auch weiterhin anwenden, da ich gute Erfolge damit erziele. Ich habe die Ausbildung bei Layena genossen. Die Wochenenden waren sehr lehrreich, aber auch sehr lustig und voll von wunderbarem Austausch. Layena ist eine liebevolle und authentische Lehrerin mit viel Wissen und Einfühlungsvermögen. Danke für alles."

Renate Schertle, Bad Reichenhall

„Wenn mir jemand früher gesagt hätte, dass ich innerhalb von zwei Jahren 18 mal von England nach Deutschland fliegen werde, um die Ausbildung als PraNeoHom Praktikerin und dann als Dozentin zu machen, hätte ich lächelnd abgewinkt. Als Teilnehmerin der Ausbildung „Heilen mit Zeichen" hat mich dann aber der Inhalt der Ausbildung in den Bann gezogen und begeistert. Layena ist eine ausgezeichnete Lehrerin, die es versteht, einen Raum zu erschaffen, in dem Lernen und praktisches Arbeiten Freude macht und inspiriert und wo Fremde zu Freunden werden, zur PraNeoHom Familie. So viele Anregungen und neue Wege des Umgehens mit dem eigenen Heilsein und das der anderen werden in der Ausbildung vorgestellt, die einfach und leicht in den Lebensalltag einbezogen werden können und die die Lebensqualität verbessern. Eine wunderbare Hilfe zur Selbsthilfe, die auch an andere weitergegeben werden kann. Der weite Weg von England hat sich wahrhaftig gelohnt."

Elisabeth Bond, Ipswich, England

„Ich durfte Layena erleben als erfahrene und seelenvolle Heilerin, als herausragende Lehrerin und als Meisterin im Erschaffen liebevoller, transformierender Räume. Dafür bin ich ihr ewig dankbar"

Frank, Weilheim

„Ein wunderbarer Kurs, verbunden mit wunderbaren Methoden für Heil und Heilung; eine klare Vermittlung einer einfachen, aber hoch wirksamen Methode, verbunden mit vielen kleinen herzerwärmenden Ritualen. Danke, liebe Layena, dass Du so offen und großzügig dein Wissen und deine Materialien an uns weitergibst. Herzlich"

Rita, Starnberg

„Die Ausbildung war für mich so inspirierend und herzberührend. Nochmal 1000 Dank für deine herzliche, lichtvolle ,kreative Art des Unterrichts."

Jacqueline, Berlin

„Für mich war es eine spannende und wirklich weltenbewegende Zeit mit dir und der PraNeoHom! Wenn ich so überlege, hat sich seit Beginn der Ausbildung so viel verändert...du hast uns soooo viel Wissen, Liebe und Wärme vermittelt und das bedingungslos von Herzen! Ich glaube, man muss weit suchen, um so eine allumfassende Ausbildung genießen zu können! Erst ganz langsam erkenne ich tatsächlich in den vielen Instrumenten die Tragweite der PraNeoHom! Layena, es sind göttliche Werkzeuge, die Du uns da an die Hand gegeben hast! Du kannst dir sicher sein, dass ich dich und auch die PraNeoHom Zeit meines Lebens ehren werde!"

Bianca, Osterhofen

Inhalt

„Man muss die Welt nicht verstehen man muss sich darin nur zurechtfinden“
Einstein

Erich Körbler entdeckte die Neue Homöopathie

PraNeoHom – Praxisorientierte Neue Homöopathie – ist eine der Bezeichnungen für ein ganzheitliches Heilsystem, das auf den Forschungen des Wiener Elektrotechnikers Erich Körbler (1936 – 1994) basiert. Er spannte den Bogen zwischen der Traditionellen Chinesischen Medizin, neuen Erkenntnissen der Quantenphysik und der Radiästhesie. Ähnlich wie die Homöopathie basiert auch die PraNeoHom darauf, dass Krankheit durch reine Informationsübertragung geheilt werden kann, denn alles, was wir in dieser Welt vorfinden, ob Krankheit oder Gesundheit, ist Information, „in Form Getretenes“. Ob Steine, Farben, Mikroorganismen, Menschen oder geometrische Zeichen – alles, was existiert, schwingt, sendet und empfängt Information und steht ständig miteinander in Verbindung.

Die PraNeoHom ist eine ganzheitliche Methode, das heißt, es wird der ganze Mensch, das Tier oder die Pflanze, gesehen und behandelt – auf allen Ebenen: Körper, Seele und Geist, wobei psychische Faktoren, ebenso wie die Beziehung zur Umwelt, Lebensumstände, (soziale Einbindung, familiäre und berufliche Umstände), Strahlenbelastung (Erdstrahlen und Elektrosmog), Allergien und Umweltgifte einbezogen werden.

Ähnlich wie bei der Akupunktur werden an bestimmten Stellen des Körpers Reize gesetzt, jedoch bedient sich die PraNeoHom anstelle der Nadeln mit biophysikalisch wirksamen geometrischen Zeichen zur Aktivierung der Selbstheilungskräfte.

Die PraNeoHom ist keineswegs nur für professionelle Therapeuten geeignet, sondern ermöglicht es jedem Einzelnen selbstverantwortlich für seine Gesundheit zu sorgen und sich selbst zu helfen, das gilt im Besonderen für akute Fälle und auch bei plötzlich auftretenden Schmerzen. Dazu dienen das einfach zu erlernende Testverfahren mit der Einhandrute und die Verwendung geometrischer Zeichen.

Das Faszinierende der PraNeoHom ist ihre Einfachheit. Durch das direkte Miteinbeziehen der Testperson fördert sie deren Verantwortung für die eigene Gesundheit und vermittelt gleichzeitig Freude an einer selbständigen und den Gesetzen des Universums folgenden Gestaltung des Alltags.

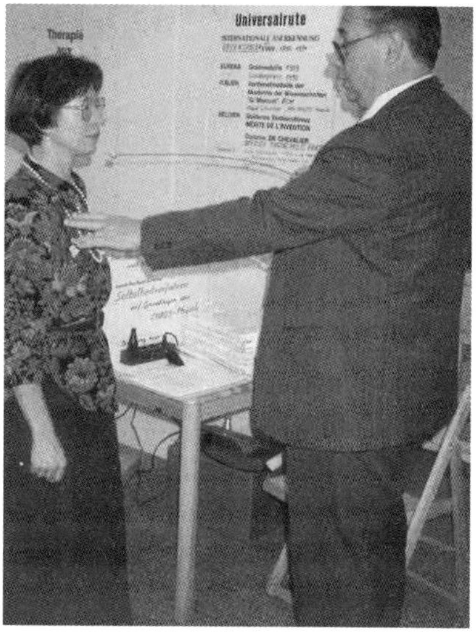

Erich Körbler mit Schülerin

Der Mensch und jedes lebende System, insbesondere das Wasser, nimmt Informationen auf und reagiert darauf. Daraus ergibt sich, dass der Mensch und seine Gesundheit durch die richtigen Informationen geheilt werden kann. Diese Einsicht reicht weit in die Zukunft und wird dazu führen, zu erkennen, dass es bei einer Krankheit vor allem darum geht, die Selbstheilungskräfte des Menschen zu aktivieren. Wahre Heilung findet primär auf der feinstofflichen

Ebene statt. Unsere Schwingungen, und damit die Information, bestimmen den Zustand der grobstofflichen Materie. Wir können diese Information umwandeln durch geometrische Zeichen, die im hohen Frequenzbereich wie elektronische Schaltelemente wirken. Diese Strichkombinationen und geometrischen Zeichen werden sowohl zur Herstellung von Heilwasser eingesetzt, als auch auf die Haut gemalt. Dort wirken sie wie Antennen, verändern das Schwingungsfeld und bringen somit das gesamte Energiesystem wieder in Harmonie.

Mechanistisches Weltbild – Klassische Physik

Das ist das Weltbild, auf dem die Naturwissenschaften aufbauen und das wir in der Schule gelernt haben. Das mechanistische Weltbild betrachtet lebende Organismen als geschlossene Systeme, sogenannte physiochemische Maschinen. Es geht davon aus, dass lebende Organismen einem Gleichgewichtszustand (Entropie) zustreben, bei dem anfängliche Unterschiede sich auflösen.

Beispiel: Zwei Salzlösungen von unterschiedlicher Konzentration sind durch eine semipermeable Membrane getrennt. In dem Fall fließt so viel Wasser vom verdünnten in den konzentrierten Teil, bis die Konzentration in beiden Lösungen gleich ist. Dadurch kommt der Fluss zum Stillstand.

Das mechanistische Weltbild betrachtet den materiellen, vernachlässigt jedoch den durch Schwingung und Wechselwirkung verursachten Zustand. Tatsache ist aber: Geschlossene Systeme, die von der Umwelt abgekapselt sind und in keinerlei Wechselwirkung stehen, kommen in der Realität nicht vor. Alles, was existiert, beeinflusst sich gegenseitig.

Beispiele dafür gibt es genügend: In einem Großversuch wurde einer Gruppe Studenten gesagt, es gäbe zwei verschiedene Sorten von Ratten. Die Überzahl, ca. 80% labyrinthschlaue, die schnell den Ausgang finden, und ca. 20% labyrinthdumme Ratten, die viel länger dazu brauchen. Die Studenten sollten also die Ratten beobachten und den Prozentsatz ausrechnen. Das Ergebnis war, dass tatsächlich von den labyrinthschlauen Ratten ca. 80% den Ausgang in einer bestimmten Zeit fanden, von den labyrinthdummen nur 20%. Als der Versuch beendet war, wurde den Studenten mitgeteilt, dass alle Ratten gleich waren. Die Erwartungshaltung der Studenten hatte die Ratten so beeinflusst, dass die Ergebnisse wie erwartet ausgefallen waren.

Unsere Absicht und Erwartungshaltung hat über unsere Gedanken einen erheblichen Einfluss, sogar auf eine scheinbar „tote“ Materie.

Beispiel: In einem weiteren Versuch wurde die Wirkung der Konzentration auf hinter Glas fallende Plastikkugeln untersucht. Ergebnis: Fast alle Studenten konnten die Kugeln weiter rechts oder links fallen lassen, einfach indem sie sich darauf konzentrierten.

Genauso können wir auch alleine durch Absicht und Erwartung mit Hilfe unserer Gedanken, die ja nichts anderes sind als Schwingungen, unseren Rutenausschlag mental beeinflussen. Dies geschieht auch dann, wenn unsere Absicht und Erwartungshaltung unbewusst ist. Um ein optimales Rutenergebnis zu erzielen, ist es deshalb notwendig, sich jeglicher Absicht und Erwartung zu enthalten. A und O beim Umgang mit der Einhandrute ist das absichtslose Testen. Dies bedeutet, eine Haltung einzunehmen, in der das eine Ergebnis von uns in dem gleichen Maße akzeptiert wird wie das andere, nur dann sind wir innerlich neutral.

Was erkennen wir daraus?

1. Unsere Gedanken beeinflussen unsere Umwelt und die Art und Weise, wie wir diese wahrnehmen.
2. Dies geschieht auch, wenn wir uns dessen nicht bewusst sind.
3. Alles steht in Wechselwirkung miteinander.

Ob wir wollen oder nicht, wir sind miteinander verbunden.

Diese Erkenntnis führte zu einem komplett neuen, dem holistischen Weltbild. Das holistische Weltbild ist das Weltbild des 21. Jahrhunderts. Es ist Ausdruck einer Moderne, in der Osten und Westen, Wissenschaft und Spiritualität sich treffen. Die neuesten Erkenntnisse der modernen Physik finden unerwartet ihre Übereinstimmung mit den jahrtausende alten Erkenntnissen der Mystiker.[1]

Das holistische Weltbild

Schon 1945 erkannte der Physiker Erwin Schrödinger, dass Organismen ständig mit ihrer Umgebung in Kontakt sind. Er definierte „Leben“ folgendermaßen:

„Der Organismus saugt fortwährend Ordnungen aus der Umwelt in sich auf. Dadurch hält er sich selbst auf einer hohen Ordnungsstufe. Entscheidend sind offenbar die speziellen Wechselwirkungen des Organismus mit der Umwelt. Diese Ordnung aufrecht zu erhalten, sprich gesund zu bleiben, scheint also primär nicht davon abhängig zu sein, dass Substanzen aufgenommen werden, sondern scheint davon abzuhängen, in welcher Ordnungskategorie der Reiz den Organismus trifft, welche Reize gleichzeitig wirken und welche sich gegenseitig löschen oder verstärken.“

Die PraNeoHom bedient sich dieses Wissens, indem sie nicht nur einzelne Lebensmittel oder Arzneimittel austestet, sondern auch deren Wechselwirkung miteinander.

Im holistischen Weltbild erlangen wir ein neues Verständnis von Organismen: Unter Organismen versteht die neue Biophysik nicht nur Menschen, Tiere und Pflanzen, sondern auch Steine, Sterne,

1 Siehe „Tao der Physik“ von Fritjof Capra und „Quarks, Quanten und Satori“ von Peter Russell.

Substanzen, Atome und Moleküle etc., letztendlich alle Ausdrucksformen des Seins.

Organismen sind also:

- Offene Systeme
- Vernetzt mit allen anderen Systemen über Schwingungsmuster
- Sie bewegen sich nie in der Nähe eines Gleichgewichtszustandes.

Leben ist ein immerwährender Nicht-Gleichgewichtszustand; das bedeutet, dass es für uns, um gesund und vital zu bleiben, stets notwendig ist, die Balance zwischen der eigenen Schwingung und den verschiedensten Schwingungen unserer Umwelt zu finden.

Das Morphogenetische Feld

Der bisherigen Wissenschaft zufolge werden Entwicklungen in der Natur durch zufällige Prozesse gesteuert. Zufall ist die treibende Kraft hinter den Lebensprozessen. Das ist alles, was es angeblich gibt, und die Wissenschaftler lernen dies zu analysieren.

Der englische Biologe Rupert Sheldrake entdeckte jedoch, dass wir das Leben und das Universum nicht begreifen können, indem wir es in immer kleinere Teilchen zerlegen. Genauso wenig, wie wir den Architekten kennenlernen, indem wir das Haus, das er entworfen hat, Stein für Stein abbrechen und die Steine wieder zu Schutt zerschlagen. Oder den Maler, indem wir die Farbe seiner Gemälde analysieren. Den dahinter liegenden Gedanken, das Konzept oder die Idee, die dem Haus oder dem Gemälde zugrunde liegen, können wir erst begreifen, wenn wir das Ganze betrachten. Dazu entwickelte Rupert Sheldrake die Theorie der „Morphogenetischen Felder".

Als Wissenschaftler begegneten Sheldrake viele Erscheinungen, die er mit dem Wissen der modernen Naturwissenschaft nicht erklären konnte. Dazu gehört beispielsweise die Entdeckung, dass jede Zelle des Körpers alle Informationen enthält, um einen vollständigen Organismus zu kreieren. Es ist für die bisherige Wissenschaft noch immer unerklärlich, wie es möglich ist, dass die Form eines Organismus am Ende immer wieder dieselbe ist. Bei einem Embryo sind zu Beginn der Entwicklung alle Zellen gleich. Woher wissen die Zellen, dass sie sich in einem bestimmten Moment in Organe, Muskeln, Knochen und so weiter spezialisieren müssen?

Wenn man einen Wald auf der ökologischen Ebene wahrnimmt, erkennt man einen großen Waldorganismus, in dem alle Bäume miteinander kommunizieren und zusammenarbeiten. Ein Ganzes, das mehr ist als die Summe seiner Teile! Die Frage ist, was diesen Organismus organisiert, mit anderen Worten: Was macht die einzelnen Bäume zum Wald? Ist es die Absprache zwischen den Bäumen oder ist es ein übergreifendes Konzept? Und woher kommt dieses Konzept, wie wissen die Bäume, welches gemeinsame Ziel sie haben?

Sheldrake gibt darauf folgende Antwort: Es gibt ein Morphogenetisches Feld. Das Morphogenetische Feld ist ein Formfeld, das die Materie organisiert. Die Materie wird durch Felder organisiert, analog zu dem Muster, das Eisenfeilspänen durch ein magnetisches Feld auferlegt wird. Jede Organisation korrespondiert mit einem Feld, vom Niveau des Atoms bis hin zur Milchstraße. Der Bauplan, das organisierende Prinzip, ist das Gedächtnis der Natur. Ein kollektives Gedächtnis, vergleichbar dem kollektiven Unbewussten des Menschen, welches der Psychiater Carl Gustav Jung beschrieb. Es gibt eine Wechselwirkung zwischen dem Formfeld und dem Organismus. Das Formfeld kann daher neue Informationen aufnehmen. Man kann es mit einem Buch für das Leben vergleichen, dem immer wieder neue Texte hinzugefügt werden.

Formresonanz

Die Beziehung zwischen Formfeld und Materie steht in Wechselwirkung zueinander. Sheldrake nennt dies Formresonanz. Während akustische Resonanz bei Stimmgabeln auf der Übertragung von mechanischer Kraft über Luftschwingungen beruht, bezieht sich Formresonanz auf die Übertragung von Information. Die Kraft der Formresonanz wird umso stärker, je größer die Gleichförmigkeit (Ähnlichkeit) zwischen den Strukturen ist, welche die Vibrationen aussenden und denen, welche sie empfangen. Hierfür wieder ein praktisches Beispiel:

Alle europäischen Eichen sind wegen ihrer Gleichförmigkeit in Resonanz mit dem „Europäische-Eiche-Formfeld". Wegen der großen Übereinstimmung zwischen europäischen und amerikanischen Eichen wird eine europäische Eiche zu einem großen Teil auch mit dem „Amerikanische-Eiche-Formfeld" in Resonanz sein. Das bedeutet, dass eine europäische Eiche Informationen aus diesem Feld aufnehmen kann. Wegen des Mangels an Gleichförmigkeit gibt es jedoch fast keine Formresonanz zwischen dem „Eichen-Formfeld" und dem „Fichten-Formfeld".

Ein Formfeld wird kräftiger, je mehr Organismen oder Organisationen dazu gehören. Je häufiger eine Form entsteht, desto stärker wird das Feld, das dadurch eine höhere Anziehungskraft bekommt. Die Wissenschaft formuliert das so: Die Attraktion, die Anziehungskraft, wird bestimmt durch die Frequenz (Wiederholung), mit der sich das Feld manifestiert hat. Verhalten, das oft wiederholt wird, wird darum mit der Zeit zur Gewohnheit und gewinnt dadurch an Kraft. Bezogen auf den Menschen bedeutet dies: „Wer heute einen Gedanken sät, erntet morgen die Tat, übermorgen die Gewohnheit, danach den Charakter und letztendlich sein Schicksal."[2]

2 Gottfried Keller

Beispiel: Afrikanische Strauchart

In Afrika gibt es eine Strauchart, die sowohl von Antilopen als auch von Giraffen gerne gefressen wird, so dass so ein Strauch, nachdem eine Herde vorbeigezogen ist, so gut wie kahl ist. Diese Sträucher haben einen Schutzmechanismus entwickelt, um zu überleben. Sobald die ersten Blätter abgefressen werden, entwickelt die Pflanze bittere Triebe, die für die Tiere ungenießbar sind. Man hat beobachtet, dass, wenn eine Herde an einem Ende der Steppe anfängt zu fressen, die Bäume am anderen Ende bereits die bitteren Triebe entwickeln. Wie kann man sich das erklären? Man ist erstmal davon ausgegangen, dass vielleicht ein paar schnellere Tiere mit diesen Sträuchern schon in Berührung gekommen waren. Es gibt aber einen eingezäunten Nationalpark, in dem diese Sträucher innerhalb und außerhalb der Einzäunung wachsen, und es wurde beobachtet, dass die Bäume außerhalb der Einzäunung reagieren, wenn innerhalb dieser die Tiere die Blätter fressen.

Wir erkennen daraus: Sogar räumlich getrennt lebende Bäume „wissen", wie es ihren „Baumkollegen" geht, mit denen sie in Formresonanz stehen und reagieren physisch ablesbar auf diese Information.

Das Resonanzprinzip

Unsere Zellen kommunizieren ebenfalls über Schwingungen. Sie geben ständig Signale ab. Diese steuern sämtliche Abläufe im Körper und sind den biochemischen Prozessen übergeordnet. Jede Welle ist charakterisiert durch:

- Wellenlänge und Frequenz (Schwingungen pro Sekunde, gemessen in Hertz), die zueinander umgekehrt proportional sind, d.h., je kürzer die Wellenlänge, desto höher die Frequenz
- Amplitude.

Auch unser Hausstrom stellt eine elektromagnetische Welle dar. Diese ist jedoch nicht immer verträglich mit der Welle, mit der unsere Zellen miteinander kommunizieren. Wenn die Kommunikation zwischen unseren Zellen durch künstlich hergestellte, elektrische Felder/Wellen gestört wird, leiden wir unter Elektrosmog.

Person kommt von „Persona", „die Maske des Schauspielers". In dem Wort ist aber auch enthalten „per sonare" = durchtönen, die Person ist also diejenige, durch die etwas tönt.

Resonanz heißt: Mitschwingen, Mittönen

Wir als Mensch treten in Resonanz mit Tönen. Unser menschlicher Körper reagiert auf alle auf ihn treffende bzw. ihn durchlaufende Schwingungen, und seine Eigenschwingung (Persona) tritt zu den auftreffenden Schwingungen in Resonanz. Daraus kann Dissonanz (Unstimmigkeit) entstehen oder auch Konsonanz (Übereinstimmung). Im Idealfall sprechen wir von

in Ein-Klang sein.

Beispiel: Stelle zwei Stimmgabeln auf den Tisch, schlage eine an, dann bemerkst du, dass die andere zu schwingen beginnt: Sie geht in Resonanz und übernimmt die Schwingungen. Das gleiche passiert, wenn wir mehrere Gitarren in demselben Raum haben und die Saite einer Gitarre anschlagen. Alle anderen Gitarren schwingen in demselben Ton mit.

Warum fühlen wir uns von bestimmten Menschen oder Orten angezogen, während wir andere meiden? Auch hier spielt das Resonanzprinzip eine wesentliche Rolle.

Auf diesem Resonanzprinzip basieren viele Dinge, u.a. auch die Verträglichkeitsmessungen von Lebensmitteln, Arzneimitteln, etc.

Was bedeutet eigentlich „Information"?

Wie wir bereits wissen, ist alles, was existiert, reine Schwingungsenergie, und wir befinden uns in einem ständigen Austausch mit unserer Umwelt. So betrachtet, gibt es im eigentlichen Sinne keine Grenzen. Unsere Haut stellt nur scheinbar (aus materieller Sicht) eine Abgrenzung zwischen uns und unserer Umwelt dar. Die Information ist es, welche die Materie formt und nicht umgekehrt. Jede materielle Erscheinungsform hat ihre ganz charakteristische Wellenlänge und ihren individuellen Informationsgehalt. Die Information, die diese Welle trägt, ist entscheidend dafür, wie unser Körper darauf reagiert. Mittels der Informationsübertragung können wir jedoch Informationen beeinflussen. Das Ausgangsmaterial, z.B. das Wasser oder ein Edelstein, bleibt chemisch betrachtet unverändert und auch seine Eigenschwingung bleibt erhalten. Wasser oder Edelsteine übernehmen jedoch den Informationsgehalt, der die gewünschte Wirkung erbringen soll.

Die folgende Grafik veranschaulicht schematisch die auf eine Welle modulierte Information:

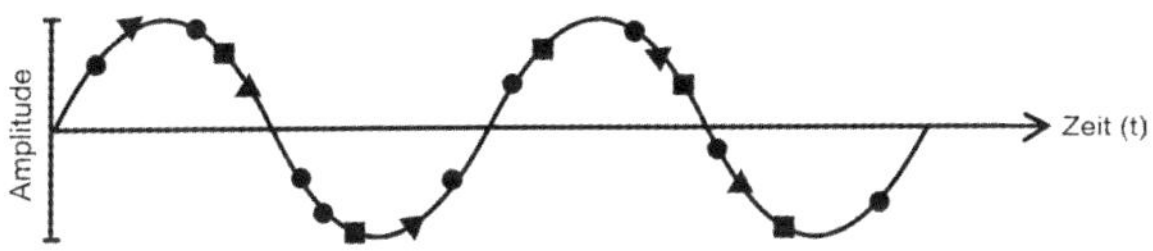

■ ● ▲ = auf die Welle aufgeprägte Information

In-for-matio = in eine Struktur bringen

Informare lat. bedeutet „in die Form geben". Die Information ist entscheidend für die Struktur der Materie.

Die Scholastik sagt: „Anima forma corpores" in etwa übersetzt, „das Geistige formt das Materielle".

„Wenn du im tiefen Vertrauen bist,
dann transformiert die Qualität des Vertrauens dein Leben,
egal wie deine Lebensumstände sind."
Osho

Das Testen der Zeichen

In der heutigen Zeit wird es immer wichtiger, eine Testmethode zu beherrschen. Früher konnten die Menschen davon ausgehen, dass ein Apfel, wenn er gut aussieht, gut riecht und gut schmeckt, gesund ist für uns. Heute ist das nicht mehr selbstverständlich. Ein gut aussehender Apfel kann durchaus radioaktiv bestrahlt sein oder Herbizid-, Fungizid- und Insektizid-Rückstände enthalten. Das ist der Fall bei den Waldpilzen in Bayern, die so viele Jahre nach dem Tschernobyl Unglück, so viele Kilometer davon entfernt, immer noch hochbelastet sind.

Früher konnten die Menschen sicher sein, dass alles, was ihnen verkauft wurde, durch genügend Langzeiterfahrung harmlos oder sogar gesund für sie war. Heute ist das nicht mehr der Fall. Die Technik hat sich so schnell entwickelt, dass dies nicht mehr möglich ist. In den 90er Jahren gab es die ersten Handys und schnurlose Telefone, gefolgt von W-Lan und weiteren strahlenbelastenden Technologien. Die Geschwindigkeit, mit der diese unseren Markt erobern, ist schwindelerregend. Nebenwirkung davon ist, dass unsere Häuser davon ungefragt besucht werden. Dies ist z.B. der Fall bei einem Mehrfamilienhaus, in dem die Strahlung vom W-Lan und DECT Telefon unserer Nachbarn durch die Wohnungswände dringt. Die Wechselwirkung dieser Strahlen kann nicht gemessen werden, da sie individuell je nach Standort unterschiedlich sind und sich jederzeit verändern können. Bei jedem Gerät, was neu dazu kommt, ändern sich die Bedingungen. Somit kann ein technisches Gerät unser Zuhause in einen kranken Ort verwandeln, ohne dass dies nachweisbar bzw. im Voraus feststellbar ist. Außer wir kennen eine Testmethode, mit der wir dies feststellen bzw. ausschließen können. Immer mehr Heilpraktiker und sogar Ärzte benützen Testmethoden, um Medikamente/Heilmittel auszutesten. Dafür gibt es mehrere Möglichkeiten:

- Die Kinesiologie ist eine recht anerkannte Testmethode. Sie geht zurück auf Erfahrungen und Untersuchungen des amerikanischen Chiropraktikers Dr. George Goodheart. Er beobachtete, dass sich körperliche und seelische Vorgänge im Menschen auch im Funktionszustand seiner Muskeln spiegeln. Daraufhin entwickelte er 1964 die Muskeltests, von denen der bekannteste der Armtest ist. Beim Armtest wird die Testperson aufgefordert, einen ausgestreckten Arm gegen den Druck des Behandlers an seinem Platz zu halten.
- Testung am Pulsschlag: Jeder Reiz des Körpers wird im Vegetativum mit einer kurzen Pulsschlag-Welle angezeigt, die man tatsächlich am Handgelenkspuls fühlen kann. Ärzte, Akupunkteure und Homöopathen bedienen sich gerne dieser Testmethode.
- Pendeln: Seit Urzeiten wurde versucht, durch einen Pendel Antworten auf Fragen zu bekommen. Auch dies ist für geübte Praktikanten eine gute Testmethode.
- Rutengehen: Auch das Rutengehen, ursprünglich mit einem Weidestab, wurde seit Urzeiten benützt, um Vorkommen von Wasser festzustellen, bevor ein Brunnen ausgehoben wurde.
- Für unsere Zwecke zum Austesten der Zeichen hat sich die Einhandrute als beste Möglichkeit bewährt.

Umgang mit der Einhandrute

Die Einhandrute besteht aus einem flexiblen Stab, an dessen Ende eine Kugel oder ein Ring angebracht ist. Nach entsprechender Schulung können damit sehr gut und präzise die verschiedenen Zeichen schnell und effektiv ausgetestet werden. So finden wir ohne große Mühe das richtige Zeichen. Einhandruten gibt es zahlreich im Handel zu kaufen. Du kannst dir auch deine eigene Rute selbst herstellen. Die einfachste Rute, die ich gesehen habe, bestand aus einem Korkstopfen mit einem Draht und einer Vorlegscheibe. Ich empfehle dabei zu achten, dass der Rutengriff möglichst aus Holz, Kork oder Plastik ist, da diese Materialien die Schwingung abschirmen und dich beim Testen davor schützen. Metallgriffe tun dies nicht und sind daher zu meiden.

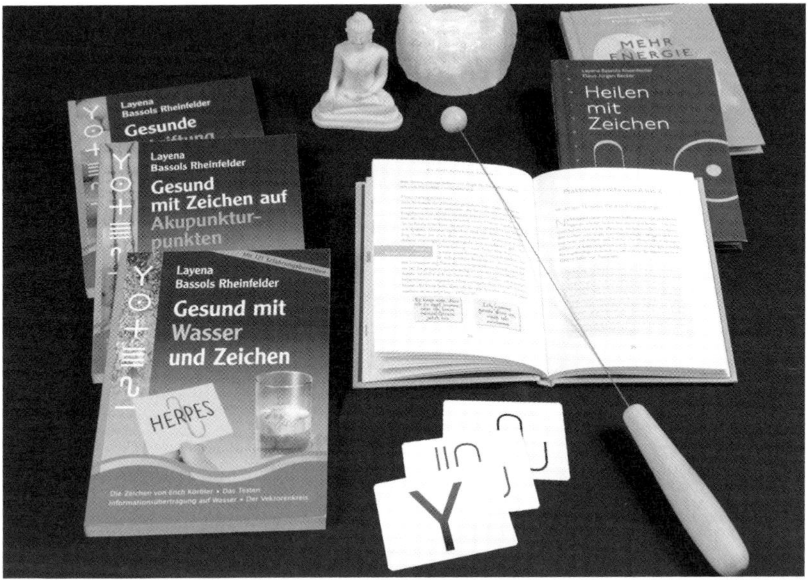

Persönliche Eichung

Bevor wir eine Testung vornehmen, ist es notwendig, eine Eichung vorzunehmen. Wie bei jedem Messinstrument ist die Eichung und Beurteilung der eigenen Testfähigkeit entscheidend.

Übung: Nimm eine Einhandrute in die rechte Hand (Linkshänder nehmen sie in die linke Hand) und halte sie entspannt vor dir. Wiederhole immer wieder ein Wort, das für dich eine positive Bedeutung hat, z.B.: „super, super, super" oder denke an etwas Schönes. Beobachte den Ausschlag der Rute und merke ihn dir. Der Ausschlag, den du erhalten hast, steht für „ja" bzw. „verträglich".

Danach denke für einen Augenblick an etwas Negatives, Unangenehmes für dich und beobachte den Rutenausschlag. Der Ausschlag, den du nun erhalten hast, steht für „nein“ bzw. „unverträglich“.

Nicht bei jedem Menschen ist der Rutenausschlag für „ja“ bzw. für „nein“ gleich. Deshalb ist es wichtig, festzustellen, zu welchem Rutentyp du gehörst. So wie es Rechts- und Linkshänder gibt, so gibt es grundsätzlich zwei verschiedene Möglichkeiten:

a) **Horizontal gepolte Menschen:** Die Rute schwingt bei „ja“ von rechts nach links, also waagrecht, entlang eines gedachten Horizontes. Bei „nein“ schlägt die Rute umgekehrt, also vertikal aus.
b) **Vertikal gepolte Menschen:** Die Rute schwingt bei „ja“ von oben nach unten“, also vertikal, wie bei der zustimmenden Kopfbewegung. Bei „nein“ schlägt die Rute waagrecht aus, wie bei der verneinenden Kopfbewegung.

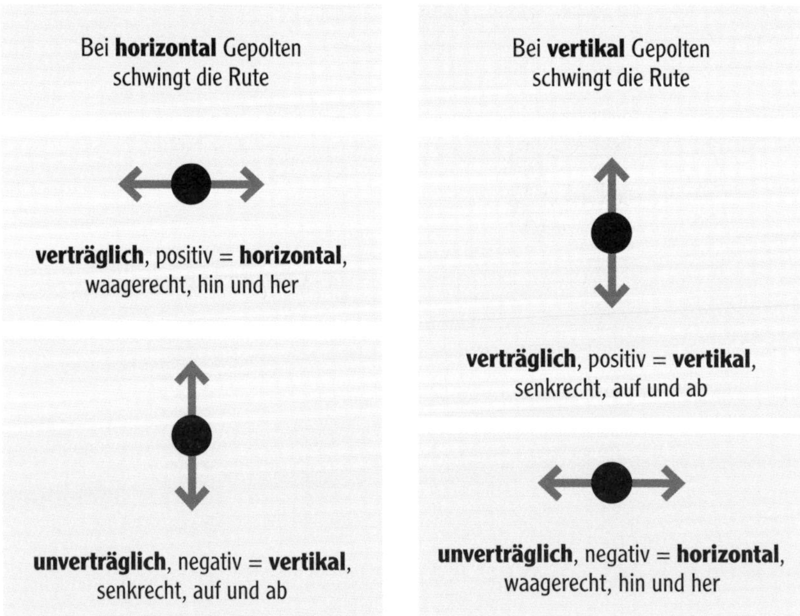

Nach erfolgter Eichung kannst du dir selbst die ersten Fragen stellen und durch die Rute beantworten lassen. Die Rute ist natürlich hierbei lediglich der Anzeiger, das Instrument bist du selbst.

Übung: Stelle dir nun eine Frage, die nur eine positive oder negative Antwort zulässt. Nimm z.B. einen Apfel in die linke Hand (Linkshänder in die rechte) und frage dich: Ist dieser Apfel für mich verträglich? Welche Antwort erhältst du?

Die beste Antenne für den Messenden (Empfänger) ist die Zeigefingerspitze der linken Hand oder der tiefste Punkt des linken Handtellers. Der beste Sender des menschlichen Körpers ist die Zeigefingerspitze der rechten Hand oder der tiefste Punkt des rechten Handtellers. Bei Linkshändern ist es meistens umgekehrt, aber nicht immer. Messungen mit der Einhandrute werden von links (Messobjekt) nach rechts (Rute) durchgeführt. Linkshänder empfehle ich intuitiv zu entscheiden, wie es sich richtig anfühlt.

Die linke Hand ist die aufnehmende, die rechte Hand ist die abgebende

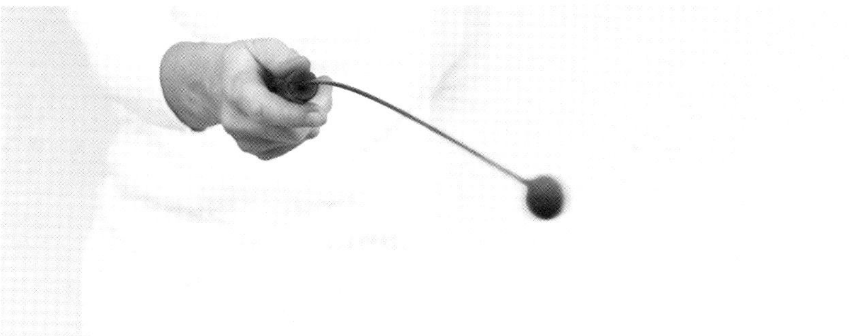

Beurteilung deiner Testfähigkeit

1. Rechte/linke Gehirnhemisphäre testen

Übung: Halte deine linke Hand in einigen Zentimetern Abstand nacheinander über deine rechte und linke Gehirnhemisphäre. Halte die Rute entspannt in der rechten Hand – Linkshänder in der linken. Wenn die Rutenspitze in beiden Fällen positiv ausschlägt, bist du momentan testfähig. Falls das nicht der Fall sein sollte, bist du gerade nicht testfähig.

Abhilfe: Zeichne mit dem Daumennagel ein oder zwei kräftige Striche auf der Scheitelhöhe von der einen zu der anderen Seite. So verbindest du die beiden Gehirnhälften miteinander und bist mindestens für die nächsten 20 Minuten testfähig.

Überprüfung: Beim erneuten Testen sollte die Rute einen positiven Ausschlag haben.

2. Psychische momentane Situation: Hinterkopf testen (Strecke LG20[3]-Atlas[4])

Übung: Anschließend prüfe deine psychische Testfähigkeit, indem du eine Hand über deinen Hinterkopf hältst. Auch hier gilt: Testfähig bist du, wenn du einen positiven Rutenausschlag erhältst.

Abhilfe: Falls du einen negativen Rutenausschlag bekommen hast und somit momentan nicht testfähig bist, zeichne mit deinem Fingernagel auf der Mittellinie von der Scheitelhöhe (höchster Punkt des Schädels) bis zum Nacken, Hinterhauptübergang zur Wirbelsäule, zwei kräftige Striche. Überprüfung: Beim erneuten Testen sollte die Rute einen positiven Ausschlag haben.

3 LG20=Akupunkturpunkt Lenkergefäß 20 befindet sich auf dem höchsten Punkt des Scheitels

4 Atlas= Bezeichnung für den ersten Halswirbel.

3. Resonanz Biosystem/Umgebung: LG20 Elektrosmog und Erdstrahlen

Übung: Halte den linken Zeigefinger oder Handteller über bzw. auf dem höchsten Punkt des Scheitels (LG 20). Wenn du frei von Elektrosmog und Erdstrahlen bist, sollte die Rute einen positiven Ausschlag zeigen.

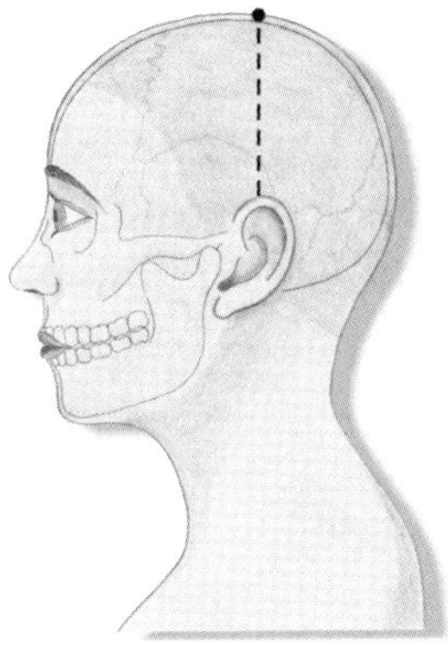

Falls die Rute keinen positiven Ausschlag, sondern eine Drehung anzeigt, liegt eine **Elektrosmog-Belastung** vor. Falls der Rutenausschlag negativ ist, liegt eine **geopathische Störung** vor, d.h., eine Belastung auf Grund einer Wasserader oder einer Bodenverwerfung. Du bist dann nicht testfähig.

Abhilfe: Wechsle den Ort der Testung bei räumlicher Belastung und schaue ein paar Minuten das Elektrosmogzeichen an und teste dann erneut. Der Rutenausschlag sollte dann positiv sein.

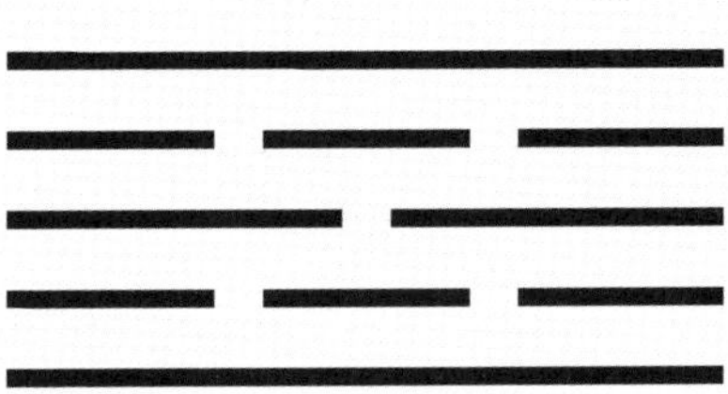

Hast du dich auf diese beschriebene Art und Weise testfähig gemacht, kannst du davon ausgehen, dass dieser Zustand ca. 15 bis 30 Minuten anhält.

Absichtslos testen und vertrauen

Was ist entscheidend, um einen korrekten Rutenausschlag zu bekommen?

1. Absichtslos testen – Keine vorgefertigte Meinung haben

Wichtig ist vor allem das absichtslose Testen, da wir jedes Ergebnis **bewusst oder unbewusst** beeinflussen können. Erwartungen und Vorprogrammierungen verfälschen das Testergebnis. Wenn ich überzeugt bin, dass ein Apfel gut für mich ist, wird die Rute das auch anzeigen. Wenn ich total gegen Handys bin, dann kann ein Handy nicht positiv ausschlagen. Niemand ist komplett frei von Urteilen. Erkenne, wann du nicht absichtslos sein kannst, z.B., wenn es darum geht, einen Menschen daraufhin zu testen, ob er Krebs oder eine andere schwere Krankheit hat. In diesem Fall ist es sehr schwer oder sogar unmöglich, absichtslos zu sein. Ich empfehle den Menschen zur Abklärung zu einem entsprechenden Arzt zu schicken, insbesondere, wenn ein Verdacht vorliegt.

Wenn es dir schwer fällt, homöopathische Mittel, Nahrungsergänzungsmittel oder auch Lebensmittel auszutesten, ohne dein Wissen darüber einzusetzen, welches besser für die Testperson ist, solltest du die in Frage kommenden Mittel blind testen, d.h. ohne dass du oder die Testperson weiß, was sie in der Hand hält.

Absichtslos testen muss gelernt und geübt werden. Manche Therapeuten berichten, dass sie beim Testen rückwärts zählen, um sich abzulenken und mit dem Verstand das Ergebnis nicht zu beeinflussen.

2. Dem Rutenausschlag vertrauen

Der Verstand ist ein Meister im Zweifeln. Sobald du dein Ergebnis anzweifelst, wird der Rutenausschlag ins Gegenteil umschlagen, denn jeder Gedanke ist auch eine Schwingung, auf die die Rute reagiert. Der optimale Zustand zum Testen ist der „No-mind-Zustand". Am besten trainierst du diesen Zustand durch Meditation. Meditation ist nichts anderes als „da-sein" und „wahr-nehmen", wortwörtlich „in der Mitte sein". Dies bedeutet, den inneren Film beobachten wie ein Zeuge auf dem Hügel: Gefühle, Gedanken vorbeiziehen lassen, Körpersensationen da sein lassen. Ohne Urteil, ohne haben oder abschieben zu wollen, ohne Zustimmung oder Ablehnung. Alles da sein lassen, so wie es ist. Dieser Zustand ist der optimale Zustand zum Testen. In diesem Zustand gibt es keine Zweifel, da der zweifelnde Verstand beobachtet wird, ohne dass auf die Gedanken eingegangen wird. Gedanken dürfen da sein, haben aber keine weitere Bedeutung, wie bei einem Radio oder Fernseher in den Bars in Südeuropa; sie laufen fortwährend, aber keiner beachtet sie. Oder wie Wolken, die am Himmel vorbeiziehen, und denen wir keine weitere Bedeutung beimessen.

Das Entscheidende hier ist also einmal absichtslos sein und zum anderen, deinen Testungen hundertprozentig zu vertrauen. Vertrauen ist das Stichwort und das Paradoxe. Denn obwohl du am Anfang deiner Testerfahrung stehst, ist der Weg zum Erfolg der des absoluten Vertrauens. Wissend, dass die Ergebnisse nicht immer korrekt sind, sondern wir alle aus Versuch und Irrtum lernen, empfehle ich dir, deinem Rutenausschlag zu vertrauen. Nur so kommst du zum Erfolg.

Vertrauen ist auch gleichbedeutend mit „befähigen". Indem wir vertrauen, beeinflussen wir unser Umfeld positiv. Dies bedeutet nicht, dass es immer klappen muss, aber nur so optimieren wir unser Ergebnis.

Meditation hilft beim absichtslosen Testen

Um das absichtslose Testen zu lernen, ist Meditation hilfreich. Denn beim Meditieren nehmen wir die Position des neutralen Beobachters ein, präsent im Hier und Jetzt. In dieser Position, auch No-mind (ohne Verstand) genannt, spielt es keine Rolle, was im Außen geschieht, da du wach, präsent, da bist und deine Aufmerksamkeit nach Innen richtest. Du wirst zum reinen Zeugen deines inneren Films, wie ein Zuschauer dessen, was sich in dir abspielt. Was geschieht in dir?

Wie fühlt sich der Körper an? Richte deine Aufmerksamkeit auf die Atmung, auf das Ein- und Ausatmen, was ganz ohne dein Zutun geschieht.

Wie fühlen sich deine Fußsohlen an? Bist du geerdet? Hast du Verbindung zu Mutter Erde, die du wahrnehmen kannst? Oder gibt es noch Spannungen in deinem Körper, die du loslassen kannst?

Tauchen Gedanken auf? Lass sie vorbeiziehen wie Wolken am Himmel. Gedanken kommen ganz ungefragt. Wie kommen wir auf die Idee, dass sie mit uns etwas zu tun haben könnten? Diese vielen tausend Gedanken am Tag! Der Beobachter, der du bist, ist neutral und nimmt alles wahr ohne zu urteilen, ohne angenehme Zustände zu bevorzugen und unangenehme abzulehnen.

Und auch die Gefühle kommen und gehen, auf und ab, wie die Wellen im Meer. Das Meer bist du, die beobachtende Instanz, die wache, aufmerksame Präsenz, die da ist, unberührbar von den Wellen, die kommen und gehen. Dabei passiert es automatisch, dass du die Identifikation mit dem Körper und mit deinen Gedanken und Emotionen aufgibst. Du berührst die Stille, die du bist und befindest dich in dem Ort, in dem du auftanken kannst. Wo du eintauchen kannst in dem, was du immer schon gesucht hast: Die unendliche Weite, der Friede, die Stille... viele Namen für das Unnennbare.

Wenn du dich auf diese Weise vorbereitet hast, geht das absichtslose Testen ganz einfach, denn du hast gelernt, jeden Gedanken und somit auch jede vorgefertigte Meinung zu ignorieren. Du beobachtest den Rutenausschlag, ohne das Ergebnis mit deinem Verstand zu beurteilen. Du nimmst jedes Testergebnis fraglos an und vertraust dem Ausschlag der Rute.

Praktische Tipps zum Testen

- Kontrolliere deine Testfähigkeit mehrmals während deiner Messungen.
- Probiere verschiedene Tageszeiten zum Testen aus.
- Achte darauf, dass der Testplatz gut ist, keine Erdstrahlen vorhanden sind und die Elektrosmogbelastung nicht erheblich ist.
- Halte die Testungen kurz. Zu langes Testen führt zu einer Polarisierung und somit zu einem wechselnden Testergebnis.
- Nimm zum Testen Schmuck, Armbanduhr, eventuell die Brille, etc. ab. Ebenso bei einer zu testenden Person.
- Schalte das Handy aus. Entferne alle Elektrosmog-Entstörgeräte[5], da diese die Schwingungen und damit die Testungen verändern.
- Je näher du am zu testenden Objekt bist, umso sicherer ist das Testergebnis .
- Achte darauf, die Beine nicht zu überkreuzen, auch die zu testende Person sollte die Beine nebeneinander stellen.
- Trinke ausreichend Wasser und mache öfters Pausen beim Testen.
- Jede Testung ist eine Momentaufnahme und kann zu einem sehr differenzierten Testergebnis führen. Beispiel: Teste Kaffee morgens, mittags und abends, als Cappuccino, Filterkaffee und

5 Elektrosmog-Entstörgeräte gibt es vermehrt auf dem Markt zu kaufen. Einige werden direkt am Körper angebracht. Diese sollten beim Testen abgelegt werden, da sie die Schwingungen verändern. Dies gilt auch für Tachyone.

Espresso, in der roten, grünen oder blauen Tasse, etc. Stelle die Unterschiede fest.
- Ganz bewusst anfangen und aufhören: EINSCHALTEN – AUSSCHALTEN.

Durch Üben bekommst Du Sicherheit und lernst zu vertrauen.

Inneres Bild

Bevor du anfängst zu testen, kannst du deinen momentanen inneren Zustand überprüfen. Richte dafür deine Aufmerksamkeit auf ein „Testbild", welches deinen inneren Zustand wiederspiegelt.

Um dieses Bild zu finden, kannst du folgende Visualisierung vornehmen: Lege deine Hände auf deinen Solarplexus, schließe die Augen, entspanne dich und stelle dir ein Naturbild, möglichst eines in Bewegung, vor, mit dem du dich identifizieren kannst. Das kann ein Grashalm im Wind sein, eine Sonnenblume, Wellen am Meer, eine Seeanemone, Blätterrauschen im Wind, Vögel am blauen Himmel, etc.

Wir definieren dieses Bild als Spiegel deines inneren Zustandes. Beobachte, bevor du anfängst zu testen, in welchem Zustand sich dieses Bild befindet. Sind die Blätter noch grün, das Wasser klar, etc.?

Ein- und Ausschalten

Durch ganz bewusstes „Einschalten oder Aufmachen" signalisierst du, dass du bereit bist zum Testen. Du kannst dir vorstellen, dass du einen Lichtschalter betätigst, einen Hebel umlegst, eine Tür aufmachst oder deine Chakren öffnest.

Überprüfe deine Bereitschaft zum Testen mit Hilfe eines Naturbildes und der Vorstellung des Einschaltens oder Aufmachens.

Wenn du deine Testungen beendet hast, kannst du ganz bewusst wieder „ausschalten oder zumachen“ (Tür zu, Licht aus, Hebel um...) und dein inneres Naturbild beobachten: Sind die Farben immer noch so prächtig? Wenn du dich verausgabt hast, wird dein Testbild dies anzeigen, zum Beispiel, indem die Blätter eines Baumes schlaff herunterhängen.

Verausgabung passiert dann, wenn du „auf Batterie arbeitest“, also nicht ein „reiner Kanal“ für die Testung bist. In dem Fall ist es wichtig, dass du dich wieder aufbaust, bzw. lernst, nicht über deine eigenen Grenzen zu gehen! Ideal ist es, wenn das Naturbild nach den Testungen genauso aussieht wie zuvor.

Ethisch handeln, um Erlaubnis bitten

Wenn wir den Umgang mit der Einhandrute lernen, öffnen sich für uns neue Horizonte. Wir können nun die Welt der Schwingungen erfassen. Was ist verträglich für mich und was nicht? Und was ist verträglich für andere Menschen? Mit der PraNeoHom lernst du darüber hinaus eine Methode, mit der du diese Schwingungen wieder ins Gleichgewicht bringen kannst. Mir liegt es am Herzen, dich darauf aufmerksam zu machen, dass in der Anwendung des Gelernten dringend Grenzen eingehalten werden müssen. Diese zu erkennen, ist nicht immer ganz einfach.

Grundsätzlich gilt: Teste nie für jemand anderen, wenn du nicht von ihm darum gefragt worden bist. Die Intimsphäre des anderen hat oberste Priorität. Und natürlich sollten wir auch keine Zeichen malen, ohne die Erlaubnis der Testperson, denn dies wäre eine ungefragte Einmischung in ein fremdes Leben. Ich empfehle nie zu handeln ohne den Auftrag dazu.

Für Kinder sind die Eltern zuständig und somit treffen diese auch die Entscheidung bis zu einem gewissen Alter. Bis zu welchem Alter muss jeder selbst entscheiden, aber spätestens mit 16 entscheiden Jugendliche in unserem Land selbst, was sie tun oder lassen und oft schon früher.

Bei Tieren sind die Tierhalter verantwortlich.

Ausnahmen sind Menschen, die nicht gefragt werden können, wie Komapatienten, Menschen auf der Intensivstation oder mit Psychosen. Wenn wir nicht ausdrücklich die Person fragen können, sollten wir zumindest das Feld um Erlaubnis bitten. Dasselbe gilt für Wildtiere und Pflanzen. Ich frage dann das Feld z.B. „Darf ich den Igel behandeln" und vertraue der Antwort meiner Einhandrute. Wichtig ist auch hier, absichtslos zu fragen.

Wenn aber die Person sprechen kann, empfehle ich immer, direkt zu fragen. Der freie Wille des Menschen, selbst wenn dieser eingeschränkt sein sollte, ist das Privileg jedes einzelnen Menschen, und wir haben kein Recht, diesen zu übergehen. Speziell, wenn es um unsere eigenen oft schon erwachsenen Kinder geht, denen wir doch so gerne helfen möchten, nicht dieselben Fehler zu machen, die wir selbst gemacht haben, sollten wir das Recht auf eigene Erfahrung lassen. Ebenso unseren Partnern/Ehemännern/-frauen.

Fall 1 „Ethisch handeln"[6]: *Als mein Ehemann Kopfschmerzen hatte, habe ich früher gesagt: „Kein Problem, das lösen wir gleich. Ich mache eine Energiebalance, gebe dir ein Informiertes Wasser dazu und suche dir noch das richtige homöopathische Mittel aus". Er hat es zwar dann oft über sich „ergehen" lassen, aber eigentlich hat er mich nicht als Therapeutin angesprochen, sondern als Ehefrau. Er suchte in dem Moment keine Therapeutin, die ihn behandelt, sondern eine Ehefrau, die dafür Mitgefühl hat. Ich habe mit den Jahren gelernt, dass ich speziell in der Familie erst agiere, d.h. als Therapeutin wirke, wenn ich ausdrücklich darum gebeten werde und sonst bin ich einfach „nur" Partnerin, Ehefrau, Mutter, Tochter, Tan-*

6 Layena Bassols Rheinfelder

te, etc. Da jeder in meiner Großfamilie weiß, was ich beruflich tue, kann ich beruhigt sein, dass sie danach fragen werden. Falls ich nicht sicher bin, frage ich den anderen: „Was brauchst du? Wünschst du, dass ich dir helfe und wenn ja, wie?“

Ich erlebe es immer wieder in den Seminaren, dass es Teilnehmern mit dem „Helfersyndrom“ gar nicht so leicht fällt, die Grenzen zu wahren. Da frägt mich die ältere Dame drei Mal: „Aber die Enkel, die darf ich doch behandeln, ohne sie zu fragen?“ Nein, auch die Enkel nicht. Nur mit dem Einverständnis der Eltern.

Fall 2 „Grenzüberschreitung“[7]: *Eine unangenehme Erfahrung damit machte ich, als ein Hersteller von Elektrosmog-Entstörteilen mir seinen Katalog schickte und mich nach einer Woche anrief. Wir hatten uns zuvor am Telefon unterhalten und ich hatte ihm mitgeteilt, dass ich kurz davor stand, eine Urlaubreise nach Indien zu machen. Als ich ihm sagte, dass ich getestet hätte, dass sein Gerät nicht gut für mich sei, sagte er prompt: „Ich habe auch getestet, dass ihre Reise nach Indien nicht gut für Sie sei.“ Da stand ich nun mit dieser Aussage da, nach der ich nicht gefragt hatte, und fühlte mich übergangen in meiner Freiheit. Hier sind Grenzen eindeutig überschritten worden.*

Ob du hellsichtig bist, mit der Einhandrute umgehen kannst oder sonst wie Energien wahrnimmst, wahre bitte die Grenzen des anderen und mische dich nicht unaufgefordert ein. Alles andere wäre schwarze Magie.

7 Layena Bassols Rheinfelder

Für einen anderen Menschen testen

Du kannst auch die Verträglichkeit von z.B. Lebensmitteln für einen anderen Menschen testen. Die Testperson nimmt dabei in die linke Hand das Messgut. Du stehst am besten rechts von der Testperson (Linkshänder ungekehrt) und hältst die Rute in deiner rechten Hand, während du deine linke Hand einige Zentimeter über ihre rechte Gehirnhemisphäre hältst. Auf die Weise verbindest du dich mit ihrem Biocomputer, dem Gehirn, in dem alle Informationen gespeichert sind. Bei einem Baby kann die Mutter das Kind in den Arm nehmen und in der linken Hand das Messgut halten, während du über der rechten Gehirnhemisphäre der Mutter oder des Babys misst. Im ersten Fall stellt sich dabei die Mutter auf ihr Kind ein.

Wichtig ist, dass auch die Testperson dir und deinem Rutenausschlag vertraut. Auch hier ist Vertrauen entscheidend. Wenn die Testperson das Testergebnis anzweifelt, wirst du auf feinstofflicher Ebene davon beeinflusst und wirst möglicherweise einen falschen Rutenausschlag bekommen. Daher ist es notwendig, dass die Testperson zumindest offen dafür und bereit ist, sich auf etwas Neues einzulassen. Daran zu glauben ist nicht notwendig. Wir machen immer wieder die Erfahrung, wie effektiv diese Methode auf Tiere und Kleinkinder wirkt, die nicht daran glauben, aber auch keine Zweifel haben. Ein offener Geist, eine Neugierde reicht aus.

Öffne dich für die Einzigartigkeit der Begegnung

Drehungen

Zwischen „verträglich" und „unverträglich" gibt es noch verschiedene Zwischenstufen. Diese sind abhängig von den Anteilen der verträglichen bzw. unverträglichen Schwingungen. Bei einer Messung solcher Schwingungsverhältnisse dreht die Rute.

- Bei Überwiegen der verträglichen Anteile rechtsdrehend und je nach dem prozentualen Anteil in Form von liegender Ellipse, Kreis oder stehender Ellipse.

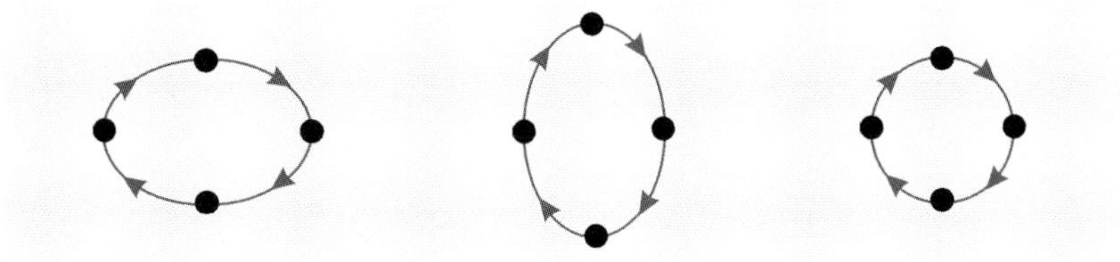

- Bei Überwiegen der unverträglichen Anteile linksdrehend und auch hier in den entsprechenden Formen.

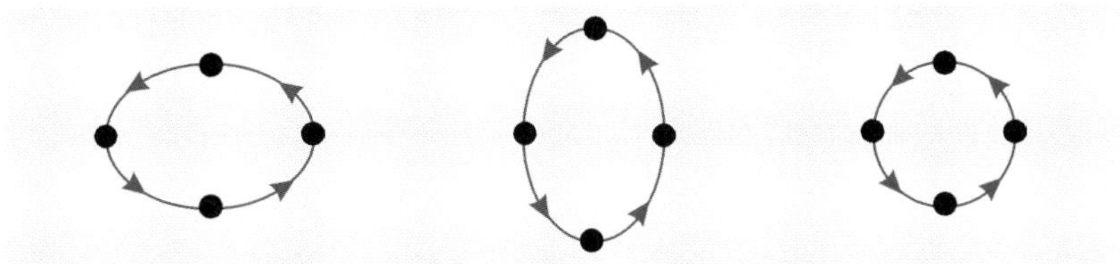

Wie das Austesten der Drehungen aussieht, lernst du im nächsten Kapitel.

„Du musst verstehen!
Aus Eins mach Zehn,
Und Zwei lass gehn,
und Drei mach gleich
So bist du reich
Verlier die Vier!
Aus Fünf und Sechs,
So sagt die Hex
Mach Sieben und Acht.
So ist's vollbracht:
Und Neun ist Eins[8]
Und Zehn ist keins.
Das ist das Hexeneinmaleins!"
Goethe

Der Vektorenkreis

Resonanzverhalten zweier Schwingungen

Jeder Mensch, jedes Lebewesen, aber auch jedes Objekt hat eine spezifische individuelle Schwingung, wie hier dargestellt an dem Bild von der Frau, dem Baum und der Katze. Das gleiche trifft zu für jeden Stern, die Erde, jedes Material, Steine, Atome, Moleküle, Lebensmittel, Medikamente, aber auch Gedanken, Emotionen, sprich alles.

8 Und Neun ist Eins: Schon Goethe hat diese Gesetzmäßigkeit in seinem Gedicht dargestellt, wie du gleich im Vektorenkreis erkennen wirst.

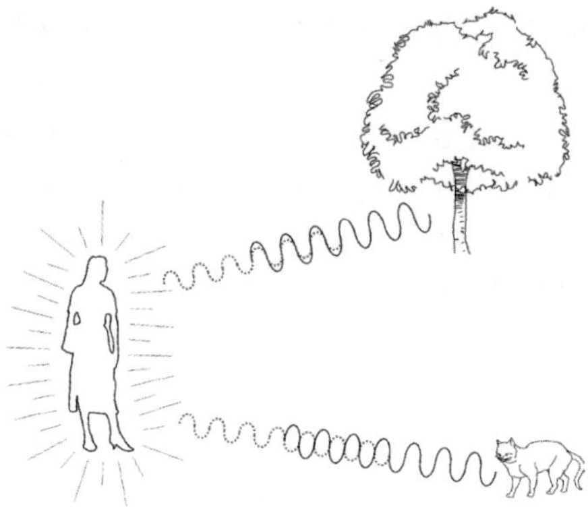

Das Bild (Frau-Baum-Katze) veranschaulicht das Resonanzverhalten zweier Schwingungen. Die Schwingung der Frau trifft auf die Schwingung des Baumes, wobei beide Wellen die gleiche Frequenz und Polarität haben, jedoch unterschiedliche Amplituden. Die Schwingung des Baumes weist eine größere Amplitude auf, und ist somit energiereicher als die Schwingung der Frau. Insofern verträgt die Frau nicht nur diesen Baum, sondern sie wird auch von ihm gestärkt. Die Schwingung des Baumes ist für die Frau verträglich, kompatibel und wohltuend. Das kann sich auf die Früchte, Blätter beziehen oder einfach auf die Gesamtenergie dieses Baumes.

Die Schwingung der Katze jedoch hat eine unterschiedliche Polarität. Das Resultat ist eine Schwächung der Schwingung der Frau oder anders ausgedrückt, ist es wahrscheinlich, dass die Frau entweder Katzen nicht mag oder eine Unverträglichkeit oder Katzenallergie vorliegt. Würden wir die Schwingung der Katze um 180 ° im Raum verschieben, so dass die Polarität wieder übereinstimmen würde mit der Schwingung der Frau, wäre die Katze verträglich für die Frau, die Allergie würde verschwinden. Vielleicht würde die Frau sogar Gefallen an Katzen finden. Das ist, wie wir gleich sehen werden, mit Strichkombinationen und Zeichen möglich und bestimmt die Wirkungsweise der PraNeoHom.

Die Wirkung von Strichen auf die Schwingung

Ein Strich auf die Haut gemalt wirkt wie eine Antenne und moduliert die auftretende Schwingung. Mit Zeichen und parallelen Strichen können wir die von außen auf unseren Körper auftreffenden Schwingungen verschieben, um sie wieder in Harmonie mit unserer eigenen Körperschwingung zu bringen. Wir kennen bei der PraNeoHom neun verschiedene Rutenausschläge, welche jeweils einer bestimmten Strichkombination zugeordnet werden. Wir sprechen von Vektor (oder Grad) 1 bis 9, dem ein bis neun parallele Striche zugeordnet sind.

Das folgende Modell zeigt die Verschiebung der Schwingung und durch welche Zeichen sie korrigiert werden kann:

- Wir definieren die gesunde Welle mit Vektor 1, den gesunden, idealen Zustand.
- Wenn eine Welle um 45° verschoben ist, wie beim Vektor 2, können wir sie mit zwei parallelen Strichen korrigieren.
- Eine Welle, die um 90° (Vektor 3) verschoben ist, mit drei parallelen Strichen und
- wenn sie um 135° (Vektor 4) verschoben ist, mit vier parallelen Strichen.

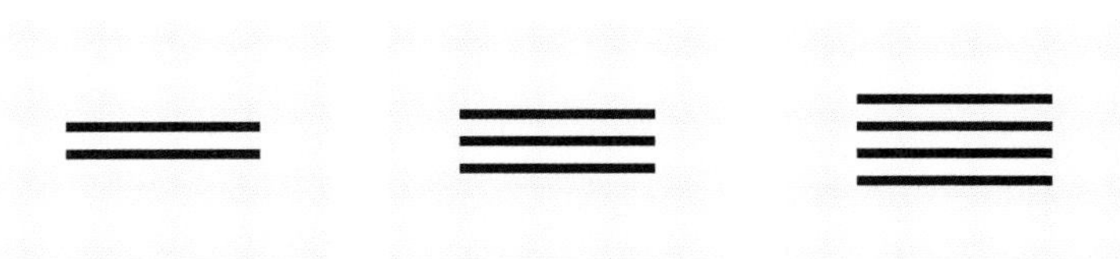

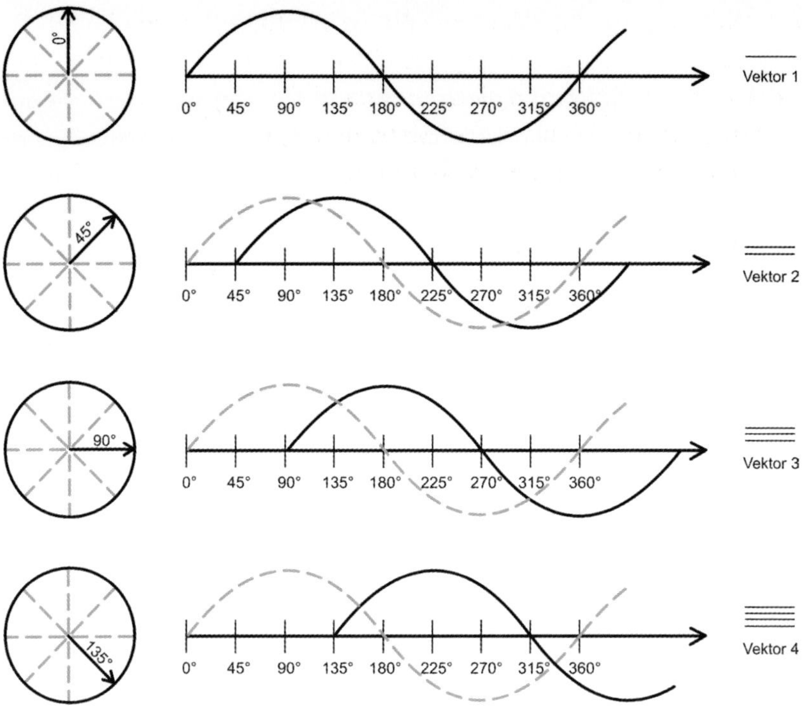

Mit jeder weiteren Verschiebung der Welle kommt es zu einer Verschlechterung und wir entfernen uns weiter vom gesunden Zustand.

- Bei Vektor 5 ist die Welle um 180° verschoben, d.h. wir haben es zu tun mit einer umgekehrten Welle zur gesunden Welle. Um diese zu korrigieren, malen wir 5 parallele Striche. Alternativ dazu können wir auch einen Sinus malen, der 5 Strichen entspricht, aber eine tiefere Wirkung hat.

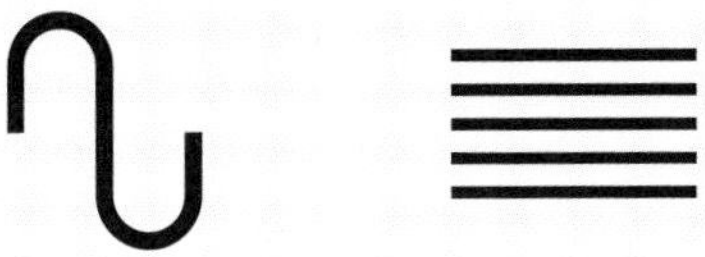

- Eine Welle, die um 225° (Vektor 6) verschoben ist, wird mit 6 parallelen Strichen oder mit Ein-Strich-Sinus korrigiert.

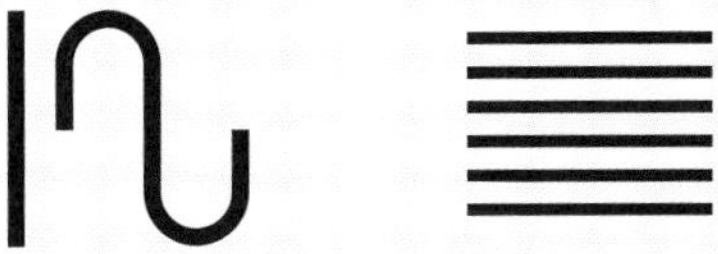

- Eine Welle, die um 270° (Vektor 7) verschoben ist, wird mit 7 parallelen Strichen oder mit Zwei-Strich-Sinus

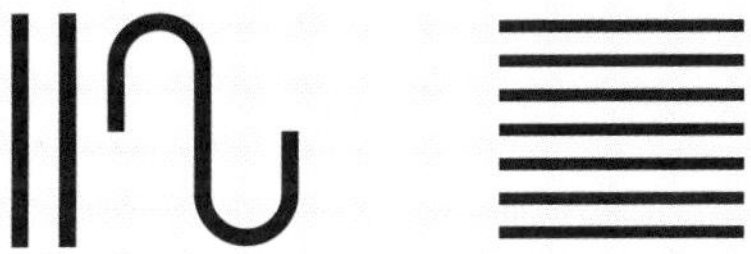

- und 315° (Vektor 8) mit 8 parallelen Strichen oder mit Drei-Strich-Sinus[9] korrigiert.

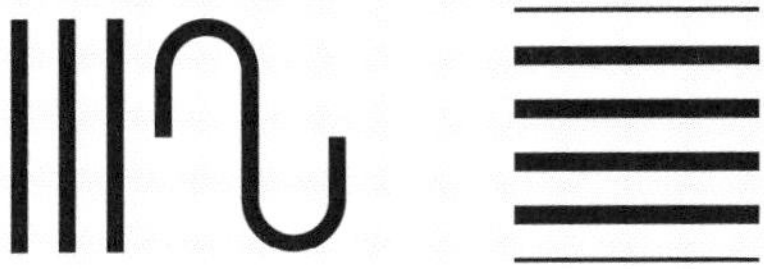

9 Manche Behandler bevorzugen einen Zwei-Strich-Sinus, um den Vektor 8 zu korrigieren.

- Der Vektor 9 ist eine Potenzierung von Vektor 1, die Welle hat eine größere Amplitude. Neun Striche wirken wie ein Verstärker.

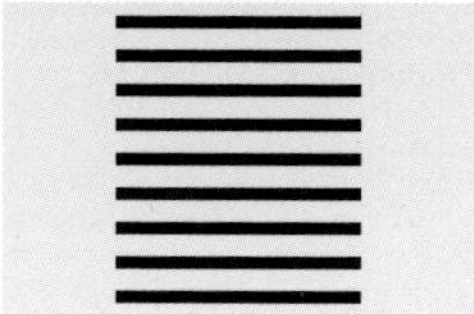

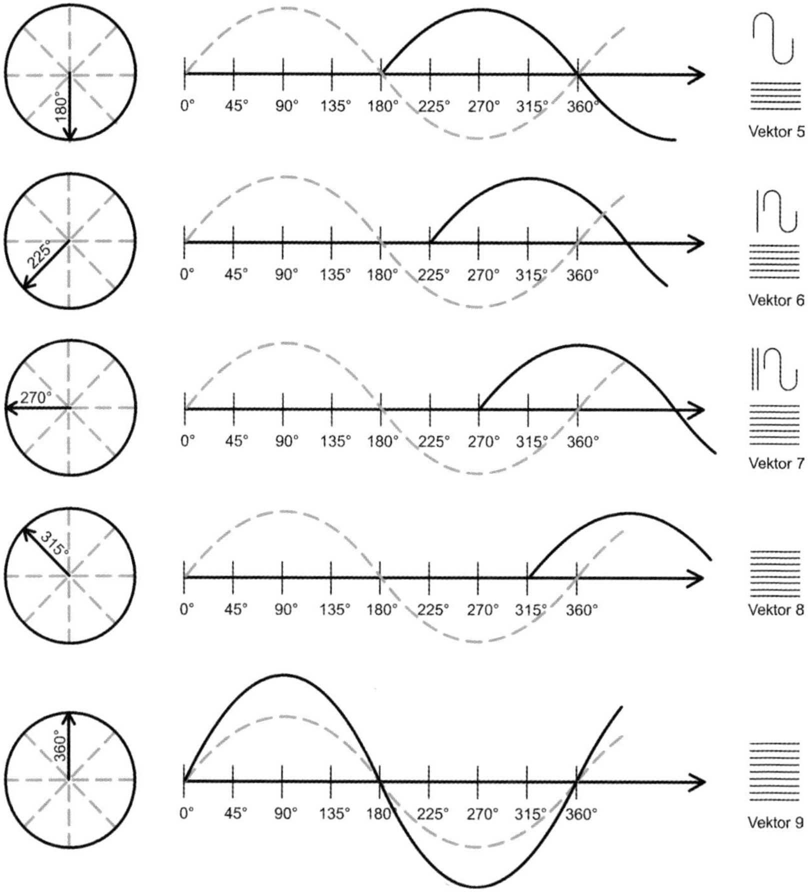

Der Vektorenkreis

Wir unterscheiden neun unterschiedliche Bewegungen der Einhandrute, die den verschiedenen Wellenverschiebungen zugeordnet sind. Dies wird im Vektorenkreis dargestellt. So wie die Eichung der Einhandrute unterschiedlich sein kann (horizontal und vertikal), so auch der Vektorenkreis. Wir haben drei verschiedene Vektorenkreise, um den Grad der Schwingungen und somit das passende Zeichen zu identifizieren.

Horizontal und vertikal gepolte Menschen

Menschen, die horizontal gepolt sind, haben einen horizontalen Ausschlag bei Vektor 1, während vertikal Gepolte einen vertikalen Ausschlag haben. Der Vektor 5 wird umgekehrt dargestellt: Bei horizontal Gepolten mit einem vertikalen Ausschlag und bei vertikal Gepolten mit einem horizontalen Ausschlag.

Die Vektoren 2 bis 4 werden rechtsdrehend dargestellt. Vektor 2 wird mit einer liegenden rechtsdrehenden Ellipse, Vektor 3 mit einem rechtsdrehenden Kreis und Vektor 4 mit einer stehenden rechtsdrehenden Ellipse dargestellt.

Die Vektoren 6 bis 8 werden linksdrehend dargestellt. Vektor 6 wird mit einer stehenden linksdrehenden Ellipse, Vektor 7 mit einem linksdrehenden Kreis und Vektor 8 mit einer liegenden linksdrehenden Ellipse dargestellt.

Vektor 9 wird wie Vektor 1 dargestellt, aber mit einem größeren Rutenausschlag.

Die kreisenden Bewegungen sind gleich bei horizontalen und vertikal gepolten Menschen. Sie unterscheiden sich nur in der Darstellung von Vektor 1 und 5, je nach Polung.

VEKTORENKREIS
(horizontal gepolt)

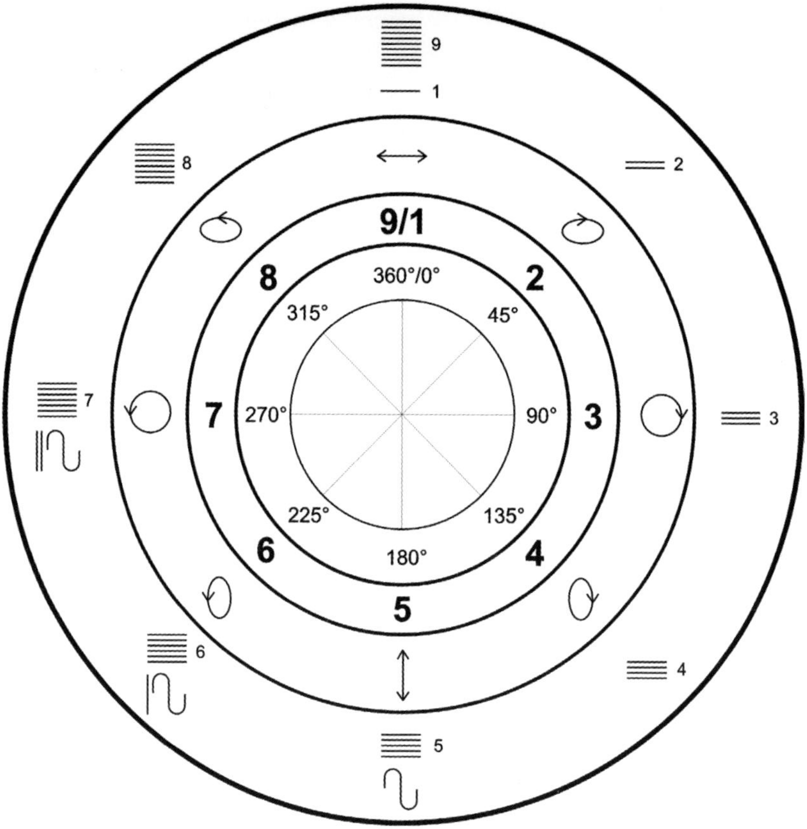

Diese Grafik gilt für horizontal gepolte Menschen. Eine Verträglichkeit zeigt sich durch einen horizontalen Rutenausschlag, Vektor 1; eine Unverträglichkeit durch einen vertikalen Rutenausschlag, Vektor 5.

VEKTORENKREIS
(vertikal gepolt)

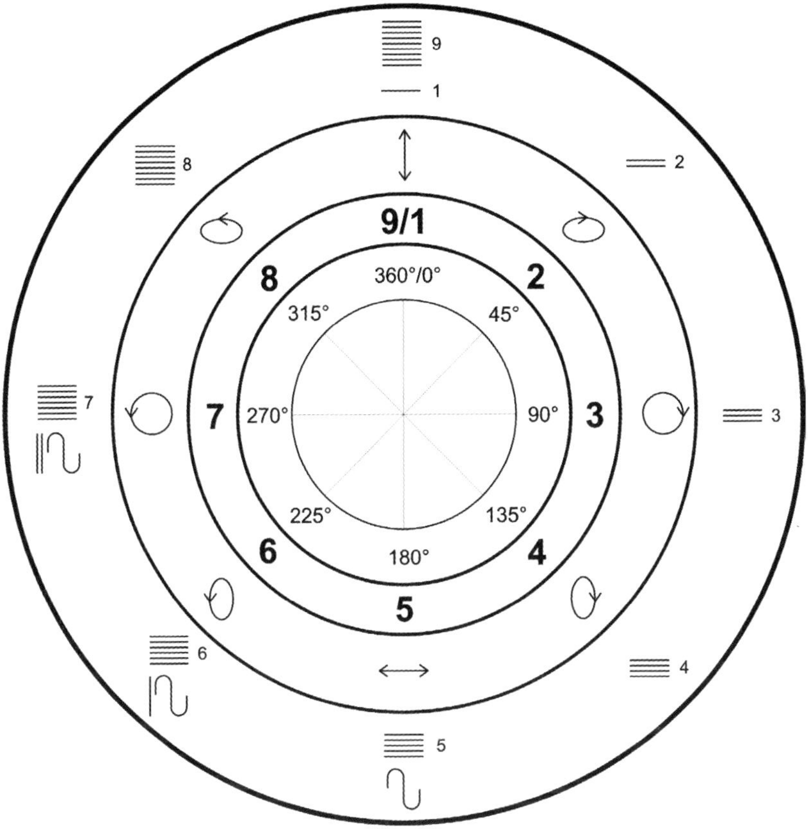

Diese Grafik gilt für vertikal gepolte Menschen. Eine Verträglichkeit zeigt sich durch einen vertikalen Rutenausschlag, Vektor 1; eine Unverträglichkeit durch einen horizontalen Rutenausschlag, Vektor 5.

Total vertikal gepolte Menschen

Bei manchen Menschen stellen sich die Ellipsen im Vektorenkreis anders dar. Wir nennen sie „total vertikal gepolt". Bei diesen Menschen zeigen sich Vektor 2 mit einer stehenden rechtsdrehenden Ellipse und Vektor 4 mit einer liegenden rechtsdrehenden Ellipse. Das gleiche findet sich wieder bei den Linksdrehungen: Vektor 6 wird dargestellt mit einer liegenden linksdrehenden Ellipse und Vektor 8 mit einer stehenden linksdrehenden Ellipse. Das heißt bei total vertikal gepolten Menschen ist der Übergang von Vektor 1 (vertikaler Ausschlag) zu Vektor 2 (stehende rechtsdrehende Ellipse) sanfter. Dasselbe ist der Fall beim Übergang von Vektor 4 (liegende rechtsdrehende Ellipse) zu 5 (horizontaler Ausschlag) und weiter zu 6 (liegende linksdrehende Ellipse) und von Vektor 8 (stehende linksdrehende Ellipse) zu 9 (vertikaler großer Ausschlag).

Vertikal gepolte Menschen können selbst herausfinden, welcher Vektorenkreis ihnen mehr liegt oder sich an dem Rutenausschlag orientieren und sich dementsprechend eichen. Wichtig ist, dass du deinen Rutenausschlag identifizieren und zu einem bestimmten Vektor und somit Zeichen zuordnen kannst. Wenn du dich einmal für einen Vektorenkreis entschieden hast, ist es gut, es dabei zu belassen und nicht zu wechseln.

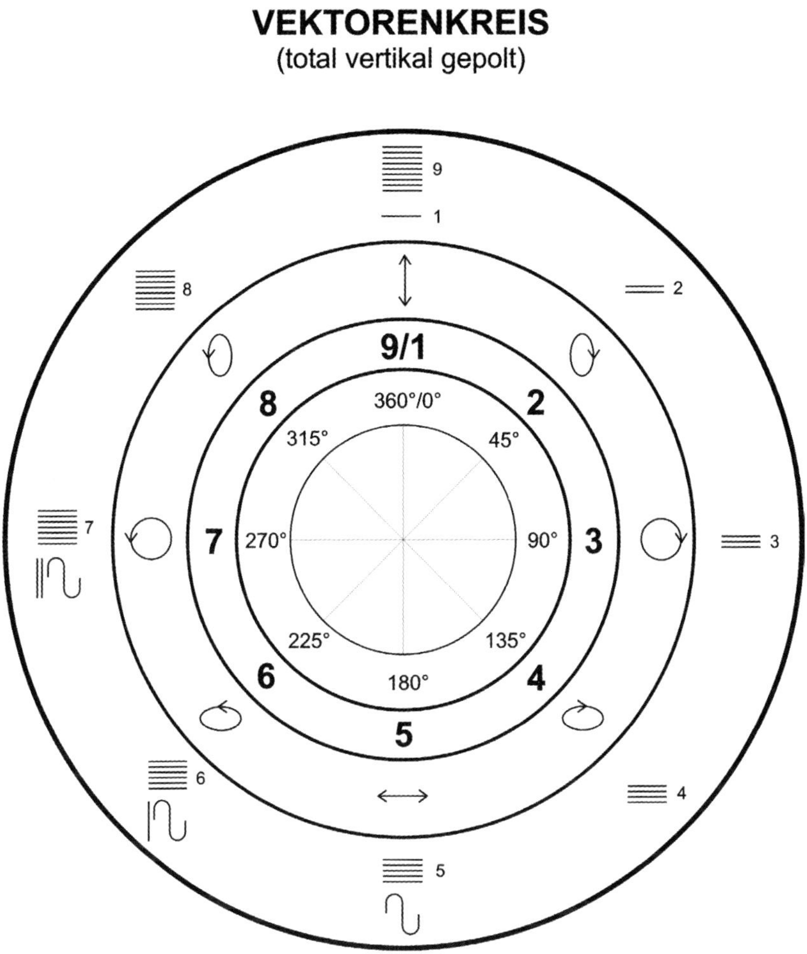

Diese Grafik gilt für total vertikal gepolte Menschen, deren Ellipsen umgetauscht sind. Die stehende Ellipse ist hier rechtsdrehend, Vektor 2, und linksdrehend, Vektor 8. Die liegende Ellipse ist rechtsdrehend, Vektor 4, und linksdrehend, Vektor 6.

Behandlungsbedarf

Vektor 1 und 9 deuten auf einen verträglichen Zustand, der im Fall von Vektor 9 sogar eine Potenzierung darstellt.

Bei Rechtsdrehungen, dargestellt durch die Vektoren 2 bis 4, kann sich der Organismus meistens auch ohne Eingreifen selbst regulieren. Der Zustand ist nicht ideal, aber auch nicht schlecht. Es handelt sich um Zwischenstufen zwischen gut und schlecht. Wir befinden uns im Bereich der Selbstregulation. Ein Eingreifen mit Zeichen ist möglich, aber meistens nicht erforderlich.

Ab Vektor 5 haben wir es mit Unverträglichkeiten zu tun. Linksdrehungen verstärken das noch und deuten auf einen kranken, unverträglichen Zustand hin. Daher ist es gut, ab Vektor 5 bis 8 zu handeln und das entsprechende Zeichen für einen Heilimpuls aufzuzeichnen. Dadurch wird die Schwingung wieder in den gesunden Zustand verschoben.

„Zeichen als Träger der Kraft:
Gesichtsbemalungen indischer Gottheiten,
Striche der Aborigines in Australien,
Heilbemalungen indianischer Medizinmänner,
das Kreuz auf dem Ötzi,
der Leiche des Similaun Gletschers,
eins haben sie gemeinsam: Sie dienen der Heilung.“

Die Zeichen von Erich Körbler

Nachfolgend werden die gängigsten Zeichen vorgestellt, mit denen du Schwingungen harmonisieren kannst. Diese Zeichen werden auf den Körper gemalt oder zum Informieren von Wasser benützt.

Erstaunlich ist, dass der Ötzi, die 5000 Jahre alte Mumie, die 1991 im Similaun-Gletscher in Südtirol gefunden wurde, dieselben Zeichen aufweist. Es sind sowohl parallele Striche als auch balkengleiche Kreuze zu erkennen, insgesamt über 60 Zeichen, die vermutlich zu Heilzwecken eintätowiert wurden. Aber auch in anderen Teilen der Welt wurde von Urvölkern diese Form der Naturmedizin angewandt: Die amerikanischen Indianerstämme, die australischen Aborigines und andere Völker haben ähnliche Bemalungen eingesetzt, um sich beispielsweise für den Kampf zu stärken.

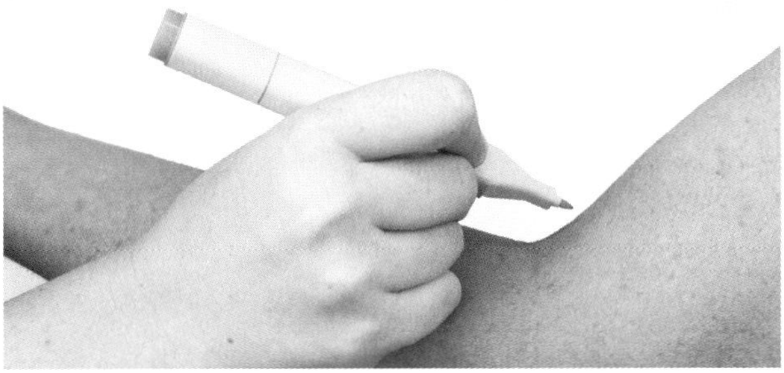

Zeichen auf den Körper malen

Zum Aufmalen der Zeichen auf den Körper können Filzstifte, Tattoo Stifte oder ganz einfach Kugelschreiber benützt werden. Für die Zeichen im Gesicht gibt es unsichtbare UV-Stifte, die nur mit einer UV-Lampe sichtbar werden[10]. Generell ist es am besten, die Stelle am Köper auszutesten, um mit Hilfe des Vektorenkreises zu bestimmen, welches Zeichen das passende ist, damit die Schwingung wieder zurückgeführt wird. Anschließend wird das Zeichen auf den Körper gemalt. Um sicher zu gehen, dass das richtige Zeichen gemalt wurde, empfehle ich das Zeichen danach nachzutesten. Beim Nachtesten muss die Rute verträglich testen, sprich den Vektor 1 anzeigen.

Grundsätzlich immer erst testen, dann malen und nachtesten

Bei akuten Situationen kann es sein, dass du die Rute nicht per Hand hast. In so einem Fall empfehle ich die Zeichen intuitiv und nach Indikation aufzumalen.

Der Zeitraum, in dem ein Zeichen aufgemalt bleibt, sollte unbedingt ausgetestet werden. Bestimmte Zeichen kehren die Information um und können, wenn sie zu lange bleiben, Probleme verursachen.

Die Zeichen nur für den ausgetesteten Zeitraum aufmalen, danach entfernen.

Fall 3 „Zeichen rechtzeitig entfernen“[11]: *2004 bekam ich plötzlich Nierenschmerzen und malte mir ein Sinus auf jede Niere. Gleich nach dem Aufmalen der Zeichen waren die Schmerzen verschwunden. Kurz darauf reiste ich nach Berlin, um ein Seminar zu geben. Während des Unterrichtens bemerkte ich, dass die Nierenschmerzen wieder kamen. Erst durch die erneuten Schmerzen, habe ich mich daran er-*

10 UV-Stifte und -Lampen kannst du im PraNeoHom Shop erwerben https://praneohom.de/shop/
11 Layena Bassols Rheinfelder

innert, dass ich Zeichen darauf gemalt hatte. Ich schaute im Spiegel nach, entdeckte diese, und entfernte sie. Daraufhin verschwanden die Nierenschmerzen und kamen nicht wieder.

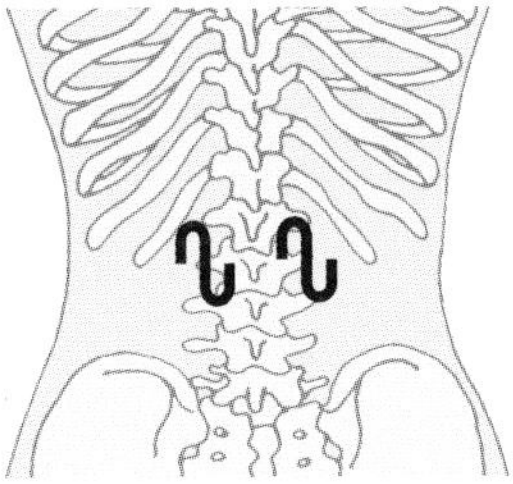

Überall am Körper können Zeichen aufgemalt werden. Sie helfen bei Schmerzen aller Arten, Mückenstichen, Verbrennungen, Verletzungen, Husten, Schnupfen, Hals-, Bauchschmerzen, Durchfall, Menstruationsproblemen, Reizblase, Gelenkproblemen, Knochenbrüchen u.v.m. Es gibt nur zwei Regionen, wo ich empfehle vorsichtig damit umzugehen:

- auf die behaarte Kopfhaut, unser Gehirn, der Biocomputer, in dem alle Informationen gespeichert sind
- auf die Herzregion, da hier unsere Pumpe ist, die unseren Lebensimpuls gibt.

Vorsicht mit Zeichen auf die behaarte Kopfhaut und die Herzregion.

Zeichen auf ein Medium malen

Radionische Behandlung[12]

Die Erfahrung hat gezeigt, dass wir die Zeichen direkt auf den Körper malen, aber auch über ein Medium wirken lassen können.

Fall 4 „Wunde bei einem Kater[13]": Das zeigte mir mein Kater Paganini. Als er mit Verletzungen von seinen nächtlichen Eskapaden heimkam, wusste ich mir nicht zu helfen. Wie sollte ich ein Zeichen auf eine Wunde bei einem Tier malen? Also machte ich ein Foto davon, legte es in eine Klarsichtfolie und malte das ausgetestete Zeichen darauf. Um mich zu vergewissern, dass das Zeichen auch auf den Kater wirkte, machte ich folgenden Versuch. Ich gab das Foto in der Klarsichtfolie mit dem ausgetesteten Zeichen (Zwei-Strich-Sinus) meinem Mann, der im Nebenzimmer war, und sagte ihm, er solle immer wieder das Foto aus der Klarsichtfolie herausnehmen und somit die Zeichen unwirksam machen und dann wieder hineinslegen, das Ganze, ohne dass ich es sehen konnte. Währenddessen habe ich am Kater direkt die Wunde getestet und ihm den Zustand mitgeteilt. Das Ergebnis hat mit dem korreliert, was mein Mann tat, das heißt, immer wenn das Foto in der Klarsichtfolie war, hatte ich einen positiven Rutenausschlag, im Gegensatz zum negativen Rutenausschlag, sobald das Foto herausgenommen, und so der Kontakt von Zeichen und Bild unterbrochen wurde. Das war also mein Beweis, dass die Zeichen auf dem Foto einen direkten Einfluss auf das Tier hatten.

Die Heilung verlief dementsprechend erstaunlich schnell. Anschließend habe ich es mit anderen Fällen und Medien versucht, wie z.B. bei einem Uteruspolyp auf das Ultraschallbild zu zeichnen. Der Polyp verschwand in kürzester Zeit. Ebenso bei Zahn- und Zahnfleischproblemen malte ich Zeichen auf das Röntgenbild und stellte fest, dass sich der Zustand im Zahnbereich rasch besserte. Zu mei-

12 Auszug aus dem Buch „Gesund mit Zeichen auf Akupunkturpunkten"
13 Layena Bassols Rheinfelder

nem Erstaunen konnte ich feststellen, dass die Wirkung dieselbe war, als wäre das Zeichen auf die Haut gemalt worden. Das Ergebnis meiner zahlreichen Fälle hat mir gezeigt, dass wir die Zeichen auch auf verschiedene Medien malen können mit erstaunlichen Ergebnissen. Hier eine Auswahl davon.

Zeichen können gemalt werden:

1 Auf Fotos, z.B. bei offenen Wunden oder auf schwer erreichbare Körperstellen, wie dem Rücken, etc.
2 Auf CTs, MRTs, Ultraschall- oder Röntgenbilder (Zahnärzte malen oft die Zeichen auf Röntgenbilder)
3 Auch ein Bild von einem Anatomieatlas, z.B. Auge oder Ohr, kann verwendet werden
4 Auf ein gezeichnetes Bild von der Lippe, z.B. bei Lippenherpes
5 Auf Bandagen, Gips oder Pflaster
6 Auf eine Vorlage der Energiebalance. Die Zeichen statt auf die Akupunkturpunkte auf die Vorlage malen

Zur Fernheilung benützen Anwender gerne Fotos oder Haare der Testperson oder die eines Tieres. Dadurch können Menschen und Tiere, die nicht vor Ort sind, getestet und behandelt werden.

Wichtig ist immer die Einhaltung der ethischen Regeln. Das heißt, wir testen und malen keine Zeichen, ohne das direkte Einverständnis der Person.

Wenn ich unterwegs bin mit Seminaren, bekomme ich oft eine Nachricht von Patienten, die eine dringende Behandlung brauchen. Ich male die Zeichen auf Medien (Vorlagen der Energiebalance), fotografiere diese und schicke sie an die Patienten, damit sie immer darüber informiert sind. Oft teile ich dem Patienten mit, das Bild jeden Tag anzuschauen und sich vorzustellen, dass die Zeichen auf den Körper gemalt sind. Dadurch nimmt er aktiv an der Heilung teil. Dies ist allerdings nicht notwendig, wie wir an den Tieren in bald 20 Jahren Erfahrung gesehen haben. In manchen Fällen hat es sich positiv erwiesen, wenn der Patient zusätzlich eine Wasserübertragung durchführt.

Der Effekt ist oft so unmittelbar und direkt, dass ich nur noch staunen kann. Dadurch kann eine komplette Behandlung auch auf Distanz vorgenommen werden. Diese Art der Anwendung nennt sich radionische Anwendung.

Zeichen auf ein Medium gemalt, wirken nur, wenn wir eine Absicht damit verbinden. Wir sind der Motor, der die Verbindung herstellt und den Heilprozess in Gang setzt. Da sich der Zeitraum ändern kann, empfehle ich bei der radionischen Anwendung auf den Zettel mit den Zeichen folgenden oder einen ähnlichen Satz zu schreiben:

„Wirkt radionisch, solange es der Heilung dient. Danke."

Sind die Zeichen auf ein Blatt Papier gemalt und liegen in der Schublade, ist es schwieriger, einen Bezug zwischen den Beschwerden und den Zeichen herzustellen. Daher möchte ich mich vergewissern, dass die Zeichen nur solange wirken, wie sie der Heilung dienen. Das programmiere ich mit diesem Satz.

Zeichen mental projizieren

Zeichen brauchen nicht immer aufgemalt zu werden, sondern können auch mental projiziert werden, oft mit großem Erfolg.

Fall 5 „Ohrenentzündung"[14]: *Meine neunjährige Tochter hatte sich am letzten Urlaubstag eine sich schnell verschlimmernde Ohrenentzündung zugezogen. Wegen der Schmerzen konnte sie nur schlecht schlafen und am Morgen des Heimreisetages klagte sie über heftigste Schmerzen. Sie beschrieb es unter Tränen so, dass immer wieder ein furchtbar stechender Schmerz ins Ohr „schießt" und dass*

14 Norbert Sand

es dann auch immer „knackt". Ansonsten schmerzt es auch dauerhaft sehr stark. Nachdem die Heimfahrt mit dem Auto mindestens sieben Stunden dauerte, war die Überlegung, was wir tun sollten. Ich testete, dass es hilfreich ist, Zwei-Strich Sinus mental an die betreffende Stelle ins Ohr zu „projizieren". Dieser Vorgang dauerte ein paar Minuten. Danach ging es meiner Tochter relativ schnell wesentlich besser. Wir konnten die Heimfahrt antreten und sie schlief im Auto auch schnell ein. Später waren die Schmerzen ihrer Aussage nach recht erträglich. Abends habe ich noch einmal das Zeichen nach entsprechendem Test mental aufgebracht. Am nächsten Morgen hatte sie noch einmal ganz kurz einen etwas heftigeren Schmerz und danach lief ziemlich viel Eiter aus dem Ohr. Es ging ihr dann aber wieder gut und sie hatte keine Schmerzen mehr. Am Abend war nichts mehr von der Entzündung festzustellen.

Der Sinus

Umkehrzeichen löschen und kehren die Information um

Sinus ist das meistgebrauchte Zeichen. Es ist gleichbedeutend mit 5 parallelen Strichen und verschiebt die Schwingung um 180°. Der Sinus ist also ein Umkehrzeichen: Unverträgliche Informationen werden in verträgliche verwandelt. Aber Achtung: Dies gilt auch umgekehrt, denn verträgliche Informationen können mittels dieses Zeichens unverträglich werden!

Unverträglich ⟶ Verträglich
Verträglich ⟶ Unverträglich

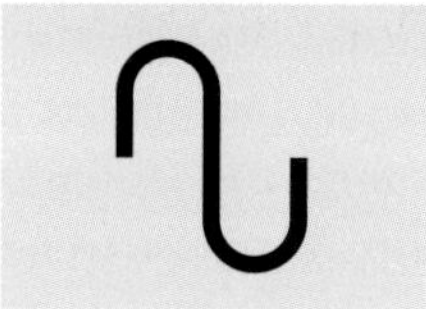

Der Sinus ist vielseitig einsetzbar, nicht nur am Körper durch das direkte Aufmalen des Zeichens auf die Haut, sondern auch zum „Umschreiben" aller erdenklichen unverträglichen Informationen, wie Allergien, Krankheiten, Symptome, negative Glaubenssätze, usw. (siehe Kapitel Informationsübertragung auf Wasser). Auf einen Moskitostich gemalt, verschwinden in der Regel die Beschwerden innerhalb von 10 Minuten. Aber auch bei Schmerzen, Verbrennungen, auf Wunden, etc. Die Wirkung ist erstaunlich.

Fall 6 „Schmerzen"[15]: *Nach der Erklärung der Wirkung des Umkehrzeichen Sinus, üben die Teilnehmer in meinen Seminaren mit ihren Sitznachbarn. Aufgabe: Einfach mit dem Zeigefinger auf eine schmerzende Stelle ihres Übungspartners ein Zeichen auftragen (ohne Testung), ob Sinus, Ein-Strich-Sinus, Zwei-Strich-Sinus oder Drei-Strich-Sinus sollte intuitiv entschieden werden. Hierauf meldete sich eine Minute später eine Teilnehmerin und wedelte aufgeregt mit ihrem Arm und bat um Aufmerksamkeit. Sie sagte: „Schau, schau..." – ich antwortete: „Ja, ich sehe dich". Sie sagte: „Schau mein Arm, ich habe ihn doch schon seit zwei Wochen nicht mehr hoch heben können!" Dies ist durch das Aufmalen des Sinus mit dem Finger der Kollegin auf die schmerzende Stelle am vorderen Oberarm mühelos gelungen.*

15 Hans-Joachim Pollin

Wenn ein Zeichen zu lange aufgemalt bleibt

Der Sinus kehrt Informationen um – positive oder negative – in diesem Fall Spannung, Schmerz und Bewegungsempfindlichkeit. Ist die Schwingung wieder in der Ordnung und das Umkehrzeichen noch sichtbar, so wird die Information ins Gegenteil umgekehrt, also wieder in die Unordnung zurückgeführt. Daher baut sich aus dem entspannten Zustand die Spannung wieder auf. Das war hier die Situation, als es dann wieder wehtat. Meist verschwindet der Schmerz, wenn das Zeichen wieder entfernt wird. Besser: Austesten wie lange das Zeichen aufgemalt bleiben soll.

Fall 7 „Schulterschmerzen"[16]: *Nachdem ich einen Artikel über die Zeichen las, die Erich Körbler entdeckt hatte, kam circa zwei Wochen später die Gelegenheit, praktische Erfahrungen damit zu sammeln. Als wir im Urlaub unterwegs waren, klagte plötzlich meine Frau über heftige Schmerzen im oberen Schultermuskel rechts. Spontan malte ich ihr ein Sinus mit dem Kugelschreiber auf den Muskel. Bemerkung meiner Frau: „Und das soll helfen?" Meine Antwort: „Weiß ich auch nicht, aber so habe ich es gelesen". Innerhalb einer Minute verschwanden die Beschwerden und die Schulter war wieder frei beweglich. Nach ungefähr zwei Stunden klagte meine Frau: „Mach weg, mach weg – es tut so weh". Eine halbe Minute nach Entfernen der Zeichen tat die Schulter nicht mehr weh und es blieb so.*

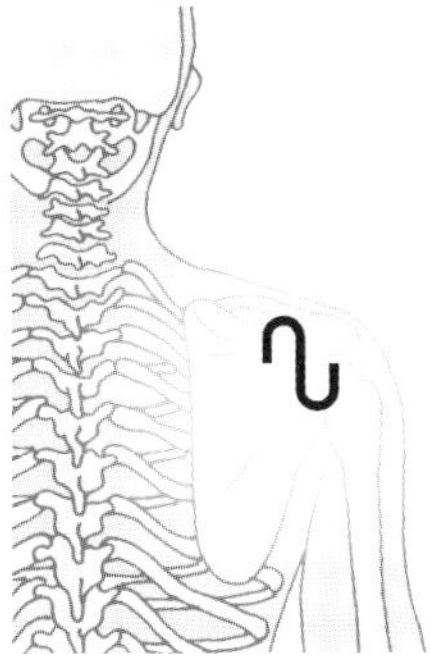

16 Hans-Joachim Pollin

Die Verstärkung des Sinus

Strich-Sinus, Zwei-Strich-Sinus und Drei-Strich-Sinus

Mit Strichen kannst du die Wirkung des Sinus verstärken. Dies ist notwendig, wenn die Schwingung um mehr als 180° verschoben ist. In diesem Fall brauchen wir die entsprechende Verstärkung mit Strichen. Beim Testen mit Hilfe des Vektorenkreises wird dies durch die Linksdrehungen dargestellt. Ein Vektor 6 wird durch Strich-Sinus korrigiert, ein Vektor 7 durch Zwei-Strich-Sinus und ein Vektor 8 durch Drei-Strich-Sinus.

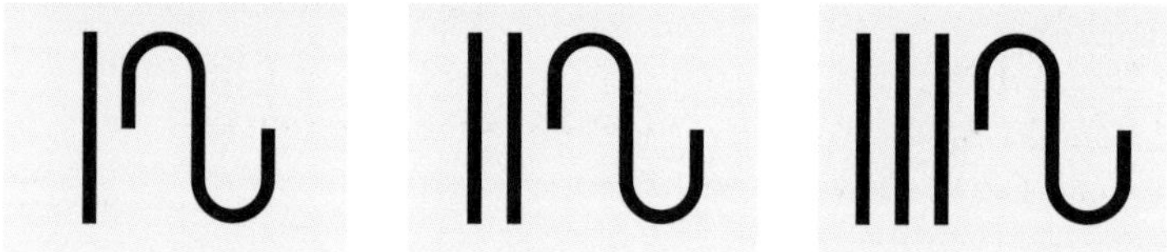

Wir können manchmal sogar intuitiv entscheiden, dass der Sinus nicht ausreicht. Das kann der Fall sein bei einem Wespenstich. Meistens kann auch ohne Testen Zwei-Strich-Sinus draufgemalt werden. Zur Not, falls kein Stift zur Hand, kann das Zeichen mit dem Finger in die Aura gezeichnet werden.

Je schneller nach der Verletzung oder dem Stich das Zeichen aufgemalt wird, desto effektiver und schneller ist die Heilung, da das Gewebe noch nicht verändert ist.

Fall 8 „Knochenbruch“[17]: *Im Januar 2013 habe ich mir beim Aufstieg auf den Kilimanjaro in Tanzania den Arm gebrochen. Beim Absteigen zum 3. Camp bin ich ausgerutscht und hatte dummerweise die Hände in den Schlaufen der Stöcke, so dass am linken Unterarm die Speiche gebrochen ist. Helikopterbergung war nicht möglich, also bin ich am nächsten Tag sieben Stunden über einen 4000 M. hohen Pass gelaufen, um dann mit einem Jeep über eine bucklige*

17 Layena Bassols Rheinfelder

Erdstraße nach Arosha, der nächsten Stadt, zu kommen. Das Ganze mit einem kaputten Arm, der allerdings – höre und staune – keine Schmerzen verursacht hat, so dass ich mit guter Kondition und in bester Verfassung diese Leistung erbringen konnte. Wie ist das möglich gewesen?

Noch im Schock, direkt nach dem Sturz, habe ich sofort gerufen: „Ich brauche einen Stift, ich brauche einen Stift", so dass ich eine Minute nach dem Bruch schon das Zeichen „Drei-Strich-Sinus" auf den Arm gemalt hatte. Ohne auszutesten, welches Zeichen ich malen sollte, habe ich einfach unser stärkstes Umkehrzeichen genommen, was dem Arm die Information vermittelt hat, sofort in die Heilung zu gehen, bevor sich das Gewebe verändern konnte. Dazu habe ich mein Trinkwasser an Ort und Stelle informiert mit „Verletzung linkes Handgelenk" und das Zeichen Drei-Strich-Sinus. Ich bin überzeugt, dass die Zeichen verhindert haben, dass sich der Bruch verschob, so dass keine Operation notwendig war.

Zusätzlich nahm ich homöopathische Mittel und schickte eine SMS an meine Heilerfreunde in Deutschland und bat um Unterstützung mit Fernheilung. Schon die erste Nacht habe ich durchgeschlafen und bin am nächsten Morgen aufgewacht mit einem Arm, den ich zwar nicht gebrauchen konnte, aber ohne Schmerzen. Nachdem der Arm geröntgt wurde, war klar, dass ich meinen Urlaub fortsetzen konnte. Ich verdanke diese erstaunliche Erfahrung den Zeichen, den homöopathischen Mitteln und natürlich den Kräften aller Heilerfreunde, die mächtig mitgewirkt haben.

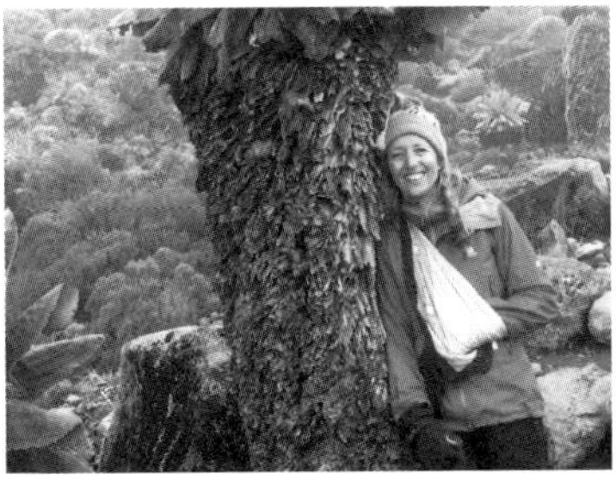

Fall 9 „Zyste verschwindet“[18]: *Im Frühling 2017 zeigte sich bei Olga Manfio (93) aus Treviso (Italien), Mutter von Gilberto, am Übergang vom Hals zur Schulter eine Zyste. Nachdem er das erste PraNeoHom Intensivseminar besucht hatte, malte er ihr die Zeichen (Drei-Strich-Sinus – 4 Tage, Sinus – 6 Tage und am Ende ein Ypsilon für 2 Tage) darauf. Zu seiner großen Überraschung verschwand die Zyste in kurzer Zeit ohne Operation.*

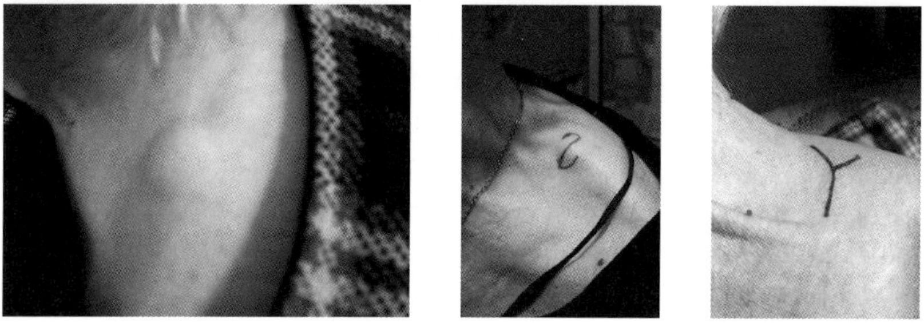

Zeichen auf Geräte

Erstaunlich ist es, dass Zeichen auch auf Geräte eine Wirkung haben, wie das nächste Beispiel zeigt.

Fall 10 „Zeichen auf Geräte“[19]: *Ana hat die Zeichen auf Geräte angewendet und berichtet folgendes: Ihr Vater hatte ein altes Auto, bei dem die Gangschaltung anfing zu kratzen. Sie schrieb auf einen Zettel: „Gangschaltung kratzt“ und versetzte es mit dem Zeichen „Zwei-Strich-Sinus“. Daraufhin klebte sie den Zettel unter dem Kupplungspedal im Auto. Zu ihrem Erstaunen hörte die Gangschaltung auf zu kratzen und das Auto lief wunderbar. Als sich der Vater ein neues Auto kaufte, entfernte sie den Zettel. Danach konnte sie noch 500 m fahren. Dann blieb das Auto stehen und musste verschrottet werden.*

18 Gilberto Casagrande
19 Ana Olivares

Parallele Striche

Ein Strich bei Narben

In der Regel entspricht ein Strich dem Vektor eins, also dem gesunden Zustand. Trotzdem hat die Erfahrung gezeigt, dass ein Strich dem Körper einen Impuls in Richtung Heilung gibt.

Narbenentstörung: Narben können den Verlauf von Meridianen behindern. Auch wenn das Gewebe gut verheilt ist, kann sogar Jahrzehnte später noch eine energetische Blockade vorliegen. In solchen Fällen ist es ratsam, sie zu entstören. Dies kann durch Anbringen eines Striches erfolgen. Ein Strich polarisiert und wird somit zu einem Dipol und damit anziehend für die Energie des gestörten Meridians. Sollte der Strich nicht ausreichen (beim Nachtesten ist kein Ausgleich), kann das ausgetestete Umkehrzeichen gemalt werden (Sinus, Ein-Strich-Sinus oder Zwei-Strich-Sinus). Nach dem ausgetesteten Zeitraum braucht die Narbe nicht mehr bemalt zu werden und die energetische Störung ist behoben[20].

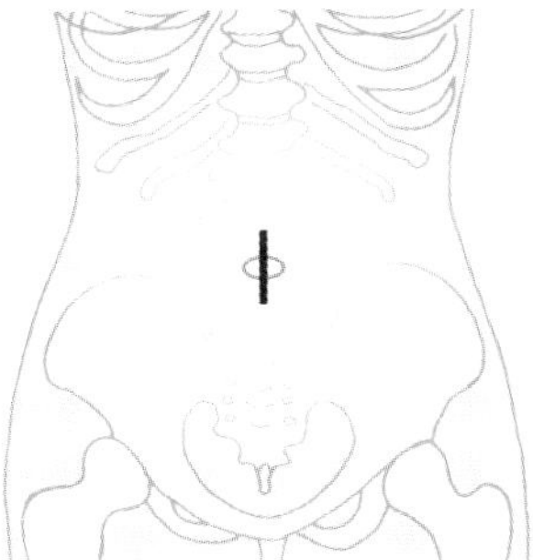

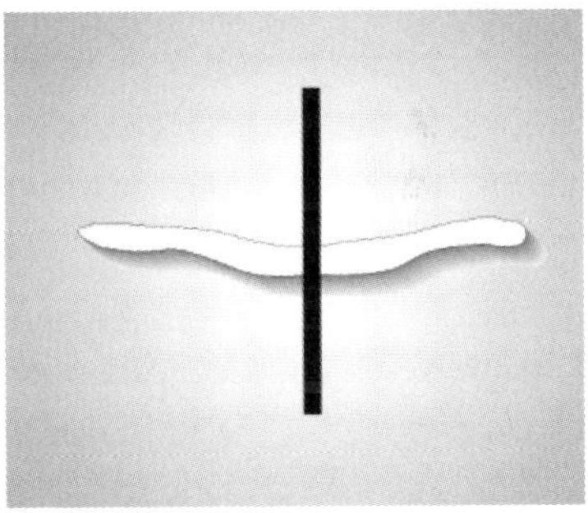

Strich über die Nabelnarbe

Bei Schreikindern oder Babys mit Blähungen liegt oft eine Störung unserer ersten Narbe, der Nabelnarbe, vor. Dies kann leicht durch einen senkrechten Strich behoben werden. Es wirkt Wunder.

20 Mehr darüber im Buch „Gesund mit Zeichen auf Akupunkturpunkten“

Fall 11: „Narbenentstörung“[21]: *Eine 44 Jahre alte Frau kam in meine Praxis und klagte über eine Narbe an ihrem rechten Oberarm. Durch einen offenen Bruch war eine Narbe entstanden, die sie nun seit drei Jahren hatte. Die Narbe war ca. sieben cm lang, wulstig und taub. Ich testete die Narbe aus und malte zur Korrektur einen Strich quer darüber, etwa mittig. Die Frau sollte den Strich für zwei Wochen selbst nachmalen. Bei ihrem nächsten Besuch in meiner Praxis war die Narbe flacher und sie hatte wieder mehr Gefühl in der Region. Ich testete die Narbe erneut und bekam noch immer einen negativen Rutenausschlag. Ich malte einen Querstrich im oberen Drittel der Narbe. Diesen sollte sie für drei Wochen nachmalen. Nach den drei Wochen rief mich die Klientin an und erzählte mir, dass die Narbe erneut flacher geworden sei. Außerdem würde sie verblassen und sie hätte wieder deutlich mehr Gefühl in der Haut rund um die Narbe.*

Narben lassen sich, wenn ein Strich nicht ausreicht, auch mit Umkehrzeichen entstören, wie in diesem Fall.[22]

Fall 12 „Gefühl im Zeigefinger nach Narbenentstörung“[23]: *In meinem Seminar in der Schweiz meldete sich ein Teilnehmer und erzählte, er hätte sich vor circa 5 Jahren das „Fingergipfeli“ vom rechten Zeigefinger abgesägt. Seitdem hätte er kein Gefühl mehr in der Fingerkuppe, die deutlich abgeflacht sei. Er könne zum Beispiel ein Glas nur mit dem Daumen und Mittelfinger in die Hand nehmen, da er im Zeigefinger keine Kontrolle hätte.Ich testete die Fingerkuppe und malte einen Sinus darauf. Nach circa 5 Minuten meldete sich der Teilnehmer und sagte, er hätte heftige Schmerzen in der Fingerkuppe. Ich schlug vor, das Zeichen durchzustreichen, aber er lehnte ab, da er zum ersten Mal Gefühl an dieser Stelle hatte. Der Schmerz ließ allmählich etwas nach. Nach drei Monaten, in denen zusätzlich*

21 Claudia E.
22 Beschrieben im Buch „Gesund mit Zeichen auf Akupunkturpunkten“
23 Hans-Joachim Pollin

zur Narbenentstörung die Energiebalance[24] vorgenommen wurde, war das Gefühl im Zeigefinger wieder vollständig hergestellt und ist auch so geblieben.

Nieren und Nebennieren können mit einem senkrechten Strich oder einem Ypsilon verbunden werden. Das hat eine positive Wirkung auf das erste Chakra. Zudem bewirkt es eine Erhöhung der Kortisol-Ausschüttung. Kortisol ist das natürliche Kortison, das unser Körper produziert, um Entzündungen zu hemmen. So kann das eine Indikation sein bei Asthma, Heuschnupfen, Allergien, Arthrose, Arthritis, Rheuma und allen chronischen Krankheiten und Immunerkrankungen, aber auch bei Stauungsproblemen.

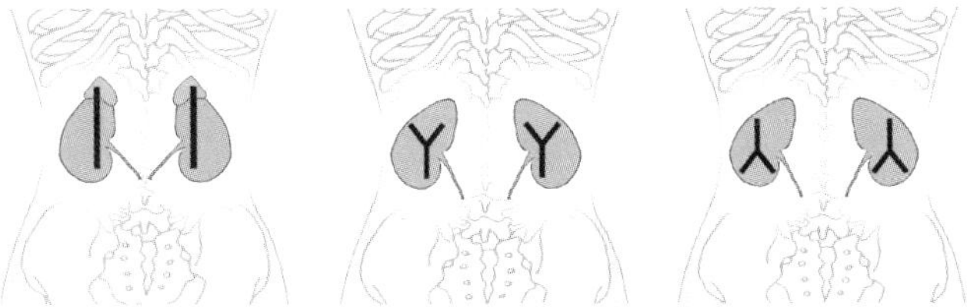

Auf die Wirbelsäule gemalt: Zum Lösen von Verspannungen und Linderung von Rückenschmerzen, aber auch um kleine Verschiebungen der Wirbel zu korrigieren, können einzelne Wirbel mit einem senkrechten Strich verbunden werden. Dabei wird der Wirbel, der negativ testet, mit den benachbarten positiv testenden Wirbeln verbunden.

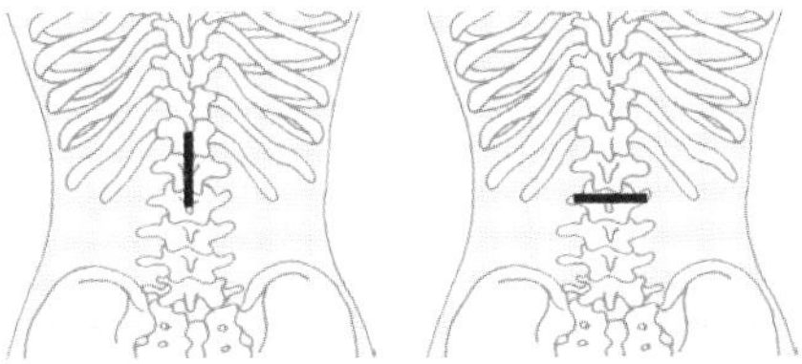

24 Beschrieben im Buch „Gesund mit Zeichen auf Akupunkturpunkten“

Alternativ kann der Strich auch quer über einen Wirbel gemalt werden. Dadurch werden Nervenenden verbunden und die Schmerzen gelindert.

Vier parallele Striche

Vier parallele Striche werden unter anderem bei Entzündungen auf das Handgelenk gemalt[25]. Auch auf Wunden haben sie eine heilende Wirkung. Eva Garcia Pastor, eine PraNeoHom© Therapeutin aus Andorra, fotografierte ihre Patienten mit einer GDV Kamera vor und nach der Behandlung, bei der sie vier Striche auf die Immunsystem-Zone der Energiebalance malte. Mit der GDV Kamera kann die Energieverteilung biologischer Gegenstände, sprich die Bioenergie, gemessen und sichtbar gemacht werden. Die erstaunlichen Ergebnisse können im Buch „Gesund mit Zeichen auf Akupunkturpunkten" nachgelesen werden.

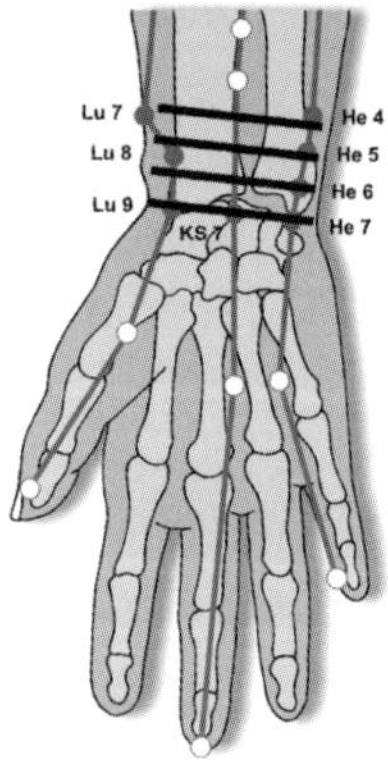

Fall 13 „Anwendung der vier Striche"[26]: *Meine zwölfjährige Tochter setzt gerne die vier Striche bei Wachstumsschmerzen an den Sehnen ein. Sie hat selbige auch schon öfter bei Ihren Schulfreundinnen gemalt und diese berichten ebenfalls von erheblicher Erleichterung. Auch*

25 Dieses Zeichen wird bei der Energiebalance angewendet, zur Stärkung des Immunsystems und bei Entzündungen, wie beschrieben im Buch „Gesund mit Zeichen auf Akupunkturpunkten"

26 Bianca W.

bei Regelschmerzen senkrecht auf den Unterleib (links und rechts auf den Eierstock) gemalt, haben die 4 Striche schon gute Dienste geleistet. Generell können die 4 Striche auch auf oberflächliche, stumpfe Verletzungen (z.B. leichte Quetschungen) gemalt werden.

Fünf, sechs und sieben parallele Striche

Fünf bis sieben parallele Striche sind Umkehrzeichen. Sie kehren die Information um, so wie Sinus, Strich-Sinus und Zwei-Strich-Sinus. Die Wirkung der parallelen Striche ist oberflächlicher als die der Sinus und deren Verstärkung mit Strichen.

Der Unterschied zwischen fünf Striche und der Sinuskurve ist, dass fünf Striche an der Oberfläche wirken, während die Sinuszeichen in die Tiefe, speziell auf die Organe, wirken. Daraus folgt, dass Wunden und oberflächige Geschehen besser mit Strichen behandelt werden. Am besten individuell austesten.

Tipp: Teste aus, ob parallele Striche oder Sinus und deren Verstärkung mit Strichen besser wirkt.

Acht Striche werden eher selten gebraucht.

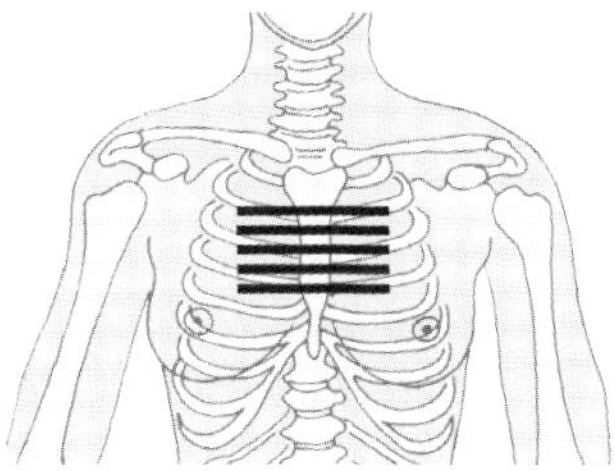

Striche bei Husten

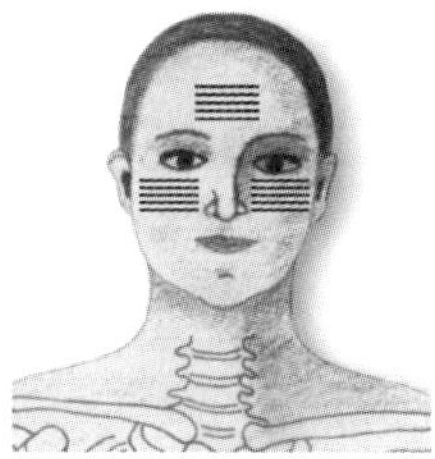

Striche bei Kopfschmerzen

Neun parallele Striche

Neun Striche wirken wie ein Verstärker. Sie können waagerecht über den ganzen Rücken gemalt werden, um kurzfristig und für eine kurze Zeit besonders viel Kraft und Ausdauer zu mobilisieren. Das hat Erich Körbler sehr erfolgreich bei dem österreichischen Radrennfahrer Roland Königshofer angewendet. Er behandelte ihn, als er, verletzt durch einen Unfall, befürchtete, das Rennen in Wien im November 1992 nicht antreten zu können. „Mit zwei Strichkombinationen – fünf Striche auf die verletzte Stirn und neun Striche auf den Rücken mit Kugelschreiber auf die Haut gemalt – verhalf er dem Weltmeister auf die Beine und zu einem neuen Titel. Eine meisterliche Leistung“[27].

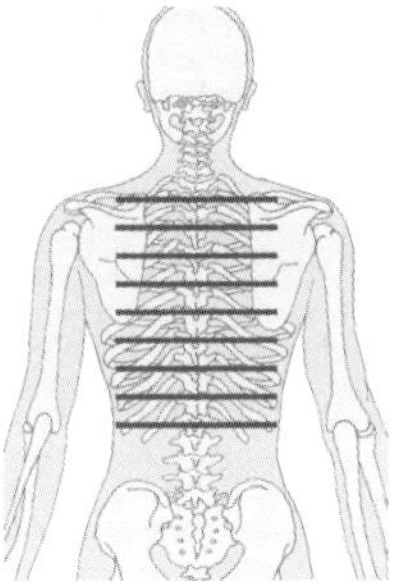

Mit neun Strichen kann auch der Rutenausschlag verstärkt werden. Dazu werden 9 Striche auf den Griff der Rute gemalt.

Fall 14 „Magische 9 Striche“[28]: *Viele Anwender berichten mir über die geniale Wirkung der 9 Striche auf dem Rücken ihrer Kinder bei Prüfungen oder Sportwettkämpfen. Die Kinder sind dann besser fokussiert, halten durch und können sich besser konzentrieren. Teilweise machen sie ihren Kindern die Striche auf ein altes T-Shirt oder Unterhemd, das nachher leicht wieder ausgezogen werden kann.*

27 Artikel zur Neuen Homöopathie von Dr. Claudia Hannemann, Wien
28 Felicitas Sperr-Burger

Ypsilon bringt ins Fließen

Das Ypsilon ist ein weiteres, häufig angewandtes Zeichen. Im Gegensatz zum Sinus wirkt es stets positiv. Unverträgliche Informationen werden in verträgliche gewandelt, verträgliche Informationen bleiben aber verträglich und werden sogar verstärkt.

Unverträglich ⟶ Verträglich
Verträglich ⟶ Verträglich

Ypsilon auf den Körper gemalt ⟶ Bringt Flüssigkeiten in Bewegung

Auf den Körper selbst wird das Ypsilon nur bei bestimmten Indikationen gemalt. Bewährt hat es sich bei Erkrankungen bzw. Beschwerden, die dadurch hervorgerufen werden, dass Körperflüssigkeiten nicht frei fließen können, wie bei:

1. Stauungszuständen wie Krampfadern, Lymphstau, Lymphknoten und geschwollenen Gliedern, auch durch ein Traumata verursacht.
2. Auf die Nieren und Nebennieren, um das erste Chakra auszugleichen.
3. Auf Blase, Niere oder Gallenblase, um Flüssigkeiten in Bewegung zu bringen.

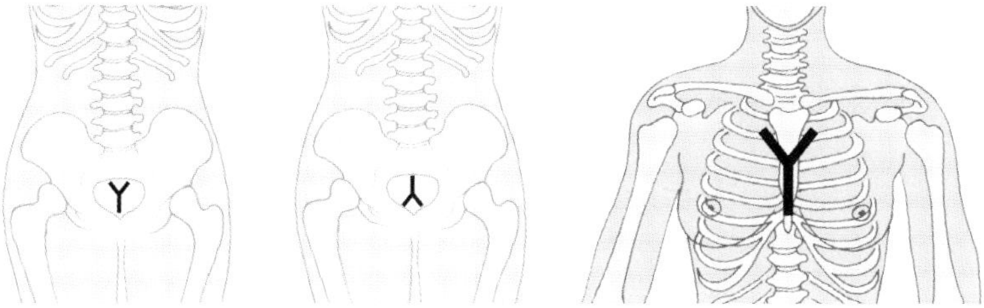

4. Auf den Dickdarm bei Verstopfung.
5. Auf die Gebärmutter bei Menstruationsbeschwerden. Auch bei schwierigen und stagnierenden Geburten soll es sich

günstig ausgewirkt haben im Sinne der Beschleunigung des Geburtsvorganges.

6. Auf einen Wirbel bei Bandscheibenvorfall. Dafür wird seitlich rechts und links auf die Nervenenden ein Umkehrzeichen gemalt und auf den Wirbel selbst ein Ypsilon:

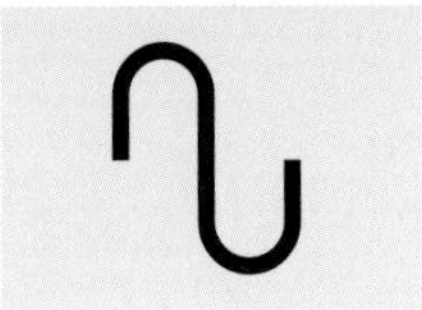
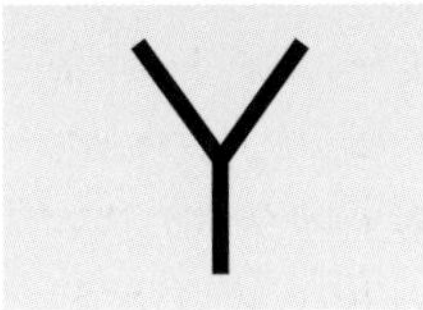
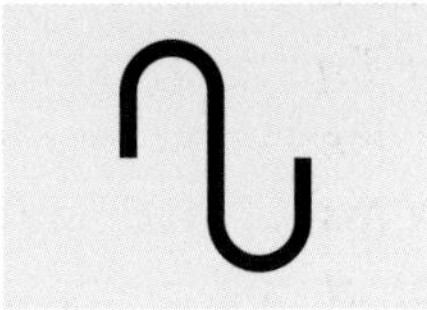

7. Bei Down-Syndrom: Ypsilon auf den Nacken malen und ein Bettlaken mit Ypsilon-Zeichen bemalen und zum Schlafen hernehmen. Das hat sehr gute Ergebnisse gezeigt. Bei all diesen Fällen muss sehr vorsichtig ausgetestet werden, wie herum das Ypsilon gemalt werden und wie lange es auf dem Körper bleiben soll. Es gibt dafür keine Regel, sondern man muss individuell vorgehen.

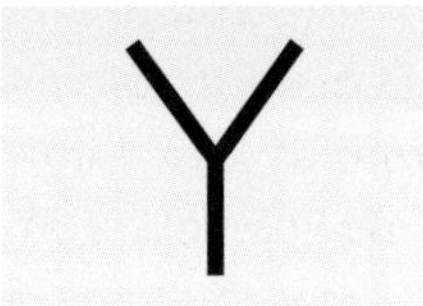
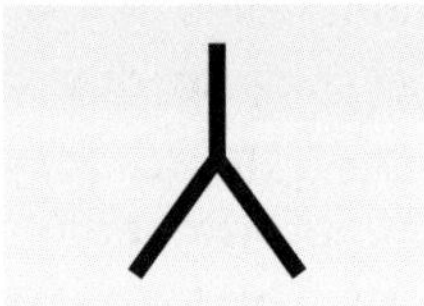

Achtung: Wenn das Y umgekehrt angebracht wird, kann es einen noch größeren Stau bewirken.

Fall 15 „Geburt"[29]: *Eva-Elisabeth berichtete, dass bei ihrer Tochter während der Geburt ihres Enkels die Wehen zum Stoppen kamen. Daraufhin visualisierte sie ein Ypsilon auf ihren Bauch, mit dem „Trichter" nach unten (intuitiv entschieden), was sie unverzüglich wieder in Gang brachte. Zwei Stunden später war das Kind problemlos geboren.*

29 Eva-Elisabeth Bouizedkane

Fall 16 „Ödeme"[30]: *Als meine Tochter am Bein operiert wurde, ist der Oberschenkel so angeschwollen, dass das operierte Bein doppelt so dick war wie das gesunde. Sie lag in Spanien, wo die Operation stattgefunden hatte, während ich in Deutschland Seminare gab. Beim Unterrichten bekam ich die Idee, ihr auf die Nieren ein Ypsilon zu malen, was ich radionisch mit Hilfe einer Zeichnung vornahm. Zwei Tage später reiste ich nach Spanien, um sie zu besuchen. Ich war überrascht über den guten Zustand ihres Beines, da die Schwellung fast vollständig abgeklungen war. Erstaunt war ich dann erst recht als sie antwortete, dass dies erst in den letzten zwei Tagen geschehen wäre. Das stimmte mit dem Zeitpunkt überein, in dem ich ihr das Ypsilon aufgemalt hatte, ohne dass sie davon wusste. Sie hatte mir zuvor die Erlaubnis erteilt, sie mit meinem Heilwissen radionisch zu unterstützen.*

Das passende Zeichen wählen

Das Ypsilon macht alles positiv. Es ist allerdings nicht Bestandteil des Vektorenkreises, so dass es nicht automatisch an Hand des Rutenausschlages anzeigt, wann und wo es angebracht werden soll, wie es der Fall ist bei den Umkehrzeichen. Wir müssen also abfragen und absichtslos testen. Theoretisch wäre es das ideale Zeichen, aber in der Praxis zeigt es sich als ein Zeichen, auf das der Körper, wenn damit bemalt, sehr empfindlich reagiert. So gibt es bestimmte Regeln, die es einzuhalten gilt.

Beim Austesten der Stellen am Körper kann das Ergebnis der Rute ein Vektor 1-8 sein. Sollte die Rute einen Vektor 5-8 anzeigen, gibt es Handlungsbedarf. Wenn es sich um eine der oben genannten Indikationen handelt, kannst du erwägen, ob ein Ypsilon besser wirkt oder ein Umkehrzeichen (Sinus oder die Verstärkung mit Strichen). Dazu können Kärtchen, die mit den Zeichen versehen sind, auf die Stelle gelegt werden, um erneut zu testen, welches Zeichen

30 Layena Bassols Rheinfelder

besser wirkt[31]. Sollte es ein Ypsilon sein, muss ausgetestet werden, wie es gemalt werden soll: Richtig herum oder auf den Kopf gestellt, da es falsch herum die Beschwerden verstärken könnte. Dies kannst du erneut mit Hilfe der Kärtchen vornehmen.[32]

Am besten immer austesten, ob und welches Zeichen auf die Haut gemalt werden soll.

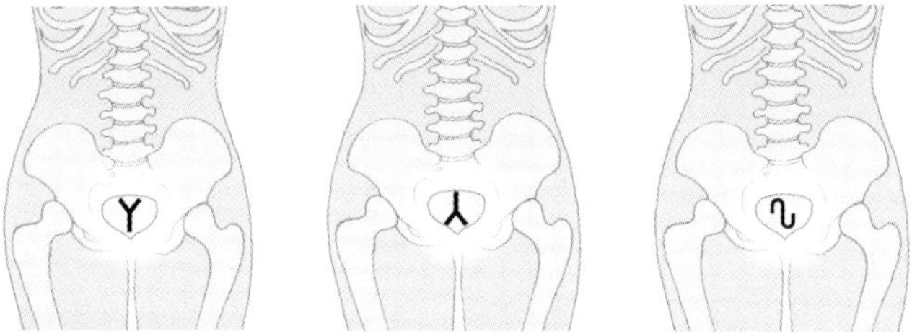

Fall 17 „Geschwollene Beine"[33]: *Eine 55-jährige Kollegin fragt nach Erleichterung für ihre geschwollenen Beine. Im Hochsommer, bei 32 Grad, neigte sie zu heißen geschwollenen Beinen. Die Testung ergab: Energiebalance, Hormonbalance und das Aufmalen von jeweils drei großen Ypsilon-Zeichen auf beide Beine. Der Frau ging es nach einigen Stunden gleich besser. Die Zeichen für die Energiebalance, Hormonbalance und die Ypsilons sollten 4 Tage aufgemalt bleiben. Zusätzlich wurde das Schüssler-Salz Ferrum phosphoricum ausgetestet.*

31 Kärtchen können im PraNeoHom-Shop erworben werden https://praneohom.de/shop/

32 Wie das genau geht, kannst du in der PraNeoHom Ausbildung lernen: www.praneohom.de

33 Angelika Platzer

Ypsilon bei der Informationsübertragung auf Wasser

- Verstärkt Affirmationen und Zielsetzungen: Diese Eigenschaft macht man sich bei der Informationsübertragung auf Wasser zu Nutze, um beispielsweise positive Affirmationen zu verstärken.
- Bringt in Einklang und stabilisiert den gesunden Zustand: Das Ypsilon am Ende der Kette einer erfolgreichen Wasserumschreibung dient dazu, die gesunde Information dauerhaft im Körper zu stabilisieren.[34]

Auf ein Medikament gemalt ⟶ Macht es verträglicher

Sehr positiv hat sich das Aufmalen eines Ypsilons auf Medikamente gezeigt, insbesondere auch bei Chemotherapie. Die Patienten berichten, dass sie dadurch weniger Nebenwirkungen haben. Auch Antibiotika und Impfstoffe können mit einem Ypsilon positiv beeinflusst und somit für den Organismus verträglicher werden.

Fall 18 „Nebenwirkungen von Medikamenten (1)“[35]: *Ich erzählte dies einem Patienten, der die Woche drauf seine erste Chemotherapie bekam. Eine Woche später rief er mich an und erzählte mir folgendes: Als ich die Chemotherapie bekam, ging es mir so schlecht, dass ich dachte, ich halte noch eine Minute aus, sollte nichts besser werden, muss ich abbrechen. Daraufhin hat er sich erinnert an das Zeichen und malte ein Ypsilon auf die Infusionsflasche. Augenblicklich sind die Beschwerden so weit gewichen, dass er problemlos die Chemotherapie beenden konnte.*

Fall 19 „Nebenwirkungen von Medikamenten (2)“[36]: *Maria bat mich, ihr Augentropfen in die Augen zu tröpfeln. Dabei beschwerte sie sich darüber, dass die Tropfen so stark jucken würden. Ich malte ihr ein*

34 Mehr dazu im Kapitel „Informationsübertragung auf Wasser“
35 Layena Bassols Rheinfelder
36 Layena Bassols Rheinfelder

Ypsilon auf das Fläschchen. Beim nächsten Eintröpfeln wunderte sie sich, dass das Jucken nicht mehr da war.

Y unter Lebensmittel gelegt ⟶ Verbessert die Qualität

Fall 20: „Futteraufwertung“[37]: *Christls Katze wollte ihr Futter nicht mehr fressen. Daraufhin teilte Christl das Futter auf zwei Schälchen auf und legte unter eines der Schälchen ein Ypsilon. Die Katze ging wenige Minuten später zu dem Schälchen mit dem Ypsilon und fraß das Futter fraglos.*

37 Christl Heigl

Ypsilontuch

Ein Tuch, auf das Ypsilons gemalt wurden, gibt Energie und kann daher hilfreich sein:

- zur Erholung beim Nachmittagsschlaf
- auf Meditationskissen gemalt, hält es wach

Ypsilon hilfreich bei Beziehungen

Die Erfahrung hat gezeigt, dass mit einem Ypsilon Beziehungen positiv beeinflusst werden können. Dazu werden die Namen der Personen auf einen Zettel geschrieben und dazwischen ein Ypsilon gemalt. Wichtig ist es dabei völlig ethisch zu bleiben, d.h. eine der beiden Personen muss den Auftrag erteilen.

Fall 21 „Beziehung“[38]: *Ein Teilnehmer meiner Seminare erzählte mir, er hätte Probleme mit dem Chef. Daraufhin schrieb er seinen Namen und den des Chefs auf einen Zettel und malte ein Ypsilon dazwischen. Am nächsten Tag sei der Chef wie umgewandelt gewesen.*

Fall 22 „Revierverteidigung“[39]: *Unsere zierliche fünfzehnjährige Katze Susi zog vor einigen Monaten in unser Haus in eine Gegend, in der viele große Kater leben. Sie wurde von den Katern angegriffen und war am Ende so verängstigt, dass sie sich nicht mehr aus dem Haus traute. Ich schrieb auf einen Zettel „Susi und Kater“ und malte ein Ypsilon dazwischen. Anschließend legte ich den Zettel in eine Klarsichtfolie in den Garten – dahin, wie es die Rute mir anzeigte. Schlagartig blieb der Kater unserem Grundstück fern und Susi lief wieder selbstbewusst durch den Garten und darüber hinaus. Als er dann Monate später wieder auftauchte, war er nicht mehr aggressiv und beide haben gelernt, nebeneinander zu leben. Zusätzlich legte ich einen Zettel mit folgender Information unter ihr Trinkgefäß: „In*

38 Layena Bassols Rheinfelder
39 Layena Bassols Rheinfelder

diesem Haus und Garten bin ich zu Hause sicher und beschützt" mit *einem Ypsilon.*

In der Natur

Es gibt in der Natur viele Beispiele, in denen das Ypsilon vorkommt, u.a.:

- Die Antikörper in unserem Organismus haben Ypsilonform und machen Bakterien und Viren unschädlich, indem sie bei ihnen andocken.
- Wenn Bäume auf geopathischen Störzonen wachsen, nehmen sie die Ypsilonform an.
- Das Wassermolekül ist ypsilonförmig (daraus ergibt sich dann die Clusterbildung).

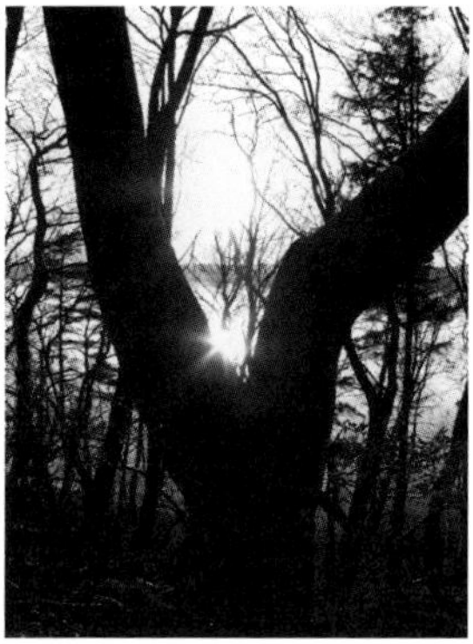

Das Sonnenzeichen harmonisiert

Das Sonnenzeichen besteht aus einem Kreis mit einem Punkt in der Mitte. Es eignet sich gut für bestimmte Punkte und Körperareale, bei denen ein Umkehrzeichen Probleme bringen kann, wie z.B. auf dem Schilddrüsenpunkt und dem Dreifachen Erwärmer.[40]

40 Dies wird ausführlich im Buch „Gesund mit Zeichen auf Akupunkturpunkten" erklärt

Es kann auch bei Bronchitis auf die Brust gemalt werden, bei Bauchschmerzen auf den Bauch, etc. Das Zeichen erinnert auch an die „innere Mitte“ und wird in vielen Kulturen als Symbol für die Sonne verwendet, der alles Leben entspringt.

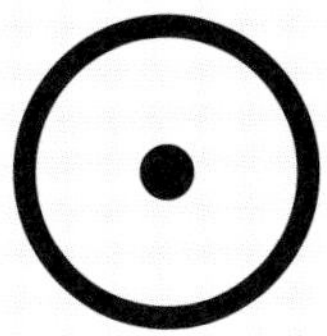

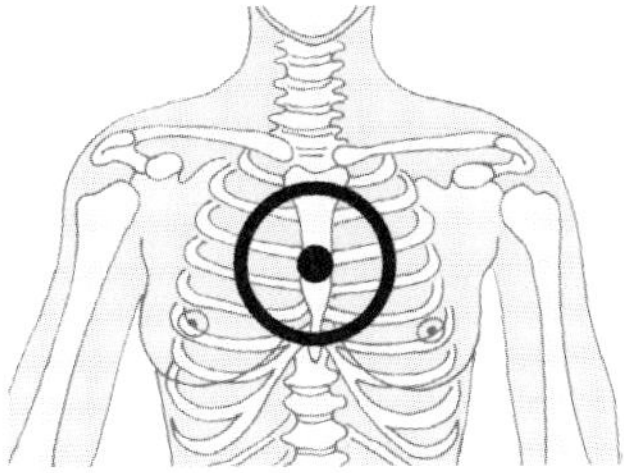

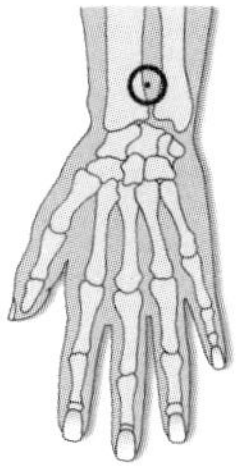

Es gibt natürlich viele weitere geometrische Zeichen, die eingesetzt werden können, wie z.B. die Blume des Lebens, etc.

Fall 23 „Anwendung Sonnenzeichen“[41]: *Das Sonnenzeichen setze ich gerne bei Bronchienproblematiken ein, sowie bei Tinnitus und Gelenkthematiken. Hierbei ist wichtig, dass der zu malende Punkt auf dem jeweiligen entzündeten Punkt liegt. Auch bei Kopfschmerzen, speziell an den Schläfen, hat sich das Sonnenzeichen, auf die Schläfen gemalt, sehr bewährt.*

Fall 24 „Eierstockzyste“[42]: *Bei einer Klientin testete ich, dass ich auf einen Eierstock ein Sonnenzeichen malen soll. Sie hatte eine große Zyste, welche ich von außen mit dem Sonnenzeichen bemalt habe und zeitgleich zeigte ich ihr, wie sie sich die Information von Gelbkörperhormonen per Wasserübertragung zuführen könnte. Dazu schrieb sie auf einen Zettel „Gelbkörperhormon“ mit Ypsilon und übertrug es auf Wasser. Wir mussten die Zyste binnen 4 Tagen zum Schrumpfen bringen, da sie sonst operiert hätte werden müssen. Das Sonnenzeichen und die Gelbkörperhormon-Wasserübertragung haben die Zyste binnen 4 Tage um die Hälfte reduziert und nach zwei Wochen war sie weg.*

41 Bianca W.
42 Bianca W.

Das Balkengleiche Kreuz schützt

Bei Schmerzen, speziell erprobt bei Gelenkschmerzen

Die Erfahrung hat gezeigt, dass ein balkengleiches Kreuz hilfreich sein kann bei Gelenkproblemen, insbesondere Arthrose und Arthritis. Dafür wird das Kreuz auf alle betroffenen Gelenke gemalt. Auch bei Schmerzen und Blockaden kann es hilfreich sein.

Die chilenische Ärztin Dra. Verónica Verdugo hat sehr positive Erfahrungen damit gemacht. Sie erklärt es so, dass ein krankes Gelenk zu wenig Schutzschicht hat und daher mit dem Kreuz positiv beeinflusst werden kann.

Fall 25 „Beugesehnen-Kontraktur kleiner Finger"[43]: *Eine ihrer Patientinnen aus Santiago zeigte mir stolz ihren kleinen Finger und sagte, sie hätte schon einen Operationstermin gehabt, als Verónica ihr ein Kreuz drauf gemalt hätte. Davor konnte sie den Finger nicht mehr strecken. Nach der ausgetesteten Zeit, in der das Kreuz drauf gemalt war, konnte sie wieder den Finger ganz normal bewegen, so dass die Operation abgesagt wurde.*

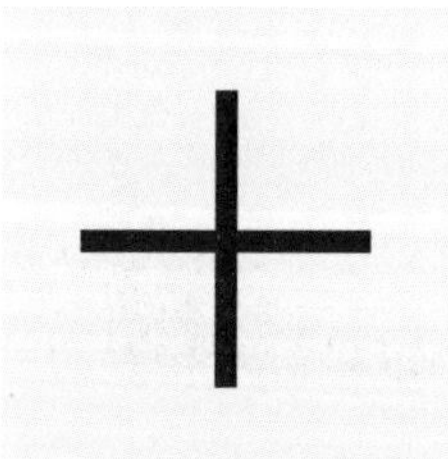

Empfehlenswert ist es immer vorher testen, welches Zeichen den günstigsten Ausschlag herbeiführt, da auch das balkengleiche Kreuz nicht im Vektorenkreis vorkommt. Bei einem Ausschlag der Rute von Vektor 5-8 kann nach Indikation bei Gelenkproblemen oder Schmerzen ein balkengleiches Kreuz, alternativ zum Sinus

43 Dra. Verónica Verdugo Rojas

und dessen Verstärkung mit Strichen ausgetestet und gemalt werden.

Bei Erdstrahlen

Das balkengleiche Kreuz wird hauptsächlich bei der Wohnraumsanierung verwendet, z.B. bei Wasseradern oder geopathogenen Zonen. Bei einem ungünstigen Schlafplatz mit Erdstrahlen ist es am besten, den Schlafplatz zu verändern. Sollte das nicht möglich sein, können Kreuze angebracht werden. Diese können auf Papier oder Stoff gemalt werden. Es hat eine „abschirmende" Funktion, wobei nicht immer die Strahlen verschwinden. Sie sind oftmals immer noch vorhanden, jedoch reagiert der Körper nicht mehr negativ darauf. Durch Einnorden der Kreuze (einer der Balken liegt genau auf der Nord-Süd-Achse) wird die Wirkung verstärkt.

Zur Entstörung von Erdstrahlen wird das Jerusalemkreuz verwendet, was aus fünf balkengleichen Kreuzen besteht.

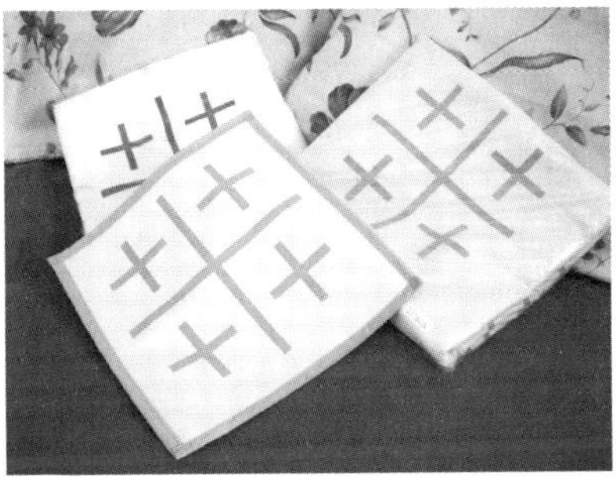

Wenn ein Mensch lange auf Erdstrahlen geschlafen hat, braucht er eine gewisse Zeit, um den Schaden loszuwerden. In dieser Zeit fühlt er sich nicht unbedingt besser, sondern er kann Entzugserscheinungen bekommen. Viel trinken und entgiften hilft, diesen Prozess zu beschleunigen.

Fall 26 „Schlafstörungen"[44]: *1998, in der Zeit, als ich diese Methode kennen lernte, hatte meine Tochter Schlafstörungen. Ich testete ihr Bett aus und legte ein Tuch mit balkengleichen Kreuzen darunter. Die Wirkung war sofort spürbar. Ab dieser Nacht konnte sie wieder problemlos schlafen, und die Schlafstörungen waren schlagartig behoben.*

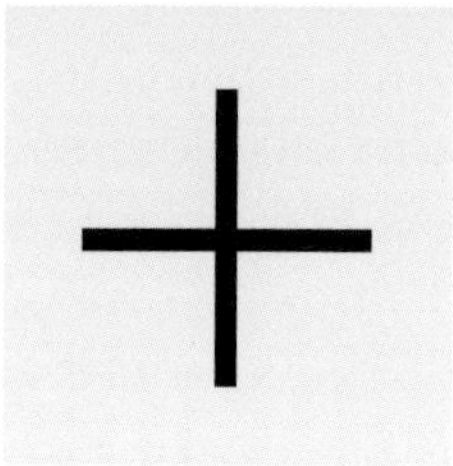

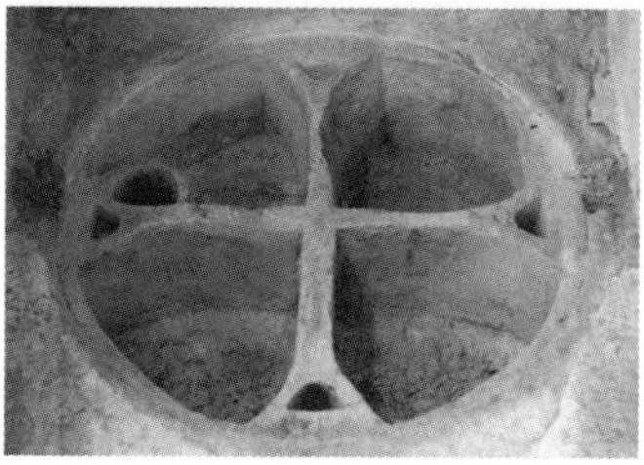

Versicherungen in der Schweiz beobachteten, dass in Häusern, deren Fenster mit balkengleichen Kreuzen versehen sind, weniger eingebrochen wird, unabhängig von der Größe der Scheiben.

Das Elektrosmogzeichen

Das Elektrosmogzeichen ist eine Kombination aus Strichen. Es wird hauptsächlich zum Ausgleich des LG 20 (Akupunkturpunkt am Lenkergefäß-Meridian an der höchsten Stelle des Kopfes) bei Elektrosmog- und Erdstrahlenbelastung verwendet. Dazu genügt es, dieses Zeichen einige Zeit zu betrachten. Bei sehr starker Elektrosmogbelastung ist es empfehlenswert, dieses Zeichen auf Wasser zu übertragen. Auch kann es an elektrischen Geräten angebracht werden, um deren negativen Einfluss auf unser Biosystem zu mindern. Da sich das Blatt Papier elektrostatisch auflädt, ist es ratsam, das Zeichen auf Baumwollstoff zu malen oder zu kopieren.

44 Layena Bassols Rheinfelder

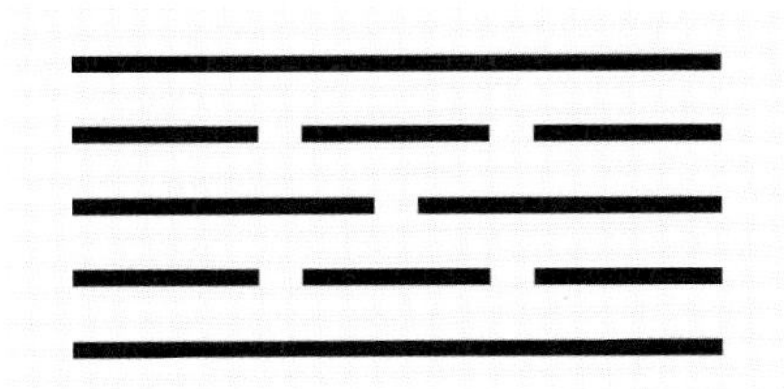

Außer dem LG 20 Punkt gibt es noch einen weiteren Punkt am Körper, an dem wir Elektrosmog feststellen können und zwar speziell den Elektrosmog, der durch Mikrowellen verursacht wird, wie es der Fall ist bei Handys und schnurlosen Dect Telefonen. Dies ist der erste Halswirbel, der Atlas. Wenn hier eine Störung vorliegt, empfiehlt es sich, das Elektrosmog-Zeichen direkt auf den Wirbel zu übertragen, bis dieser Punkt ausgeglichen ist. Dazu nimmt man das Zeichen in die linke Hand, während man mit dem rechten Zeigefinger auf den ersten Halswirbel geht und das Zeichen eine Minute lang anschaut.

Das Elektrosmogzeichen kann auch direkt an elektrische Geräte angebracht werden, um den Elektrosmog zu minimieren.

Fall 27 „Kopfschmerzen"[45]: *Eine begnadete Musikerin hatte starke Kopfschmerzen an dem Tag, an dem sie abends ein Konzert geben sollte. Ich bemalte ihre Stirn mit fünf Strichen, zeigte ihr, wie sie ihr Trinkwasser informieren könnte und legte das Elektrosmogzeichen unter alle elektronischen Musikinstrumente. Am Abend ging es ihr so gut, dass sie problemlos ihr Konzert spielen konnte. Die Zeichen ließ sie daraufhin unter den Instrumenten liegen, um den Elektrosmog beim Spielen zu neutralisieren.*

Fall 28 „Asthma"[46]: *Giselas Sohn kam in die Praxis mit Asthma. Ich testete, dass das Problem am Schlafplatz lag. Unter dem Bett lief eine Wasserader durch und es gab auch eine Elektrosmogbelastung durch das Handy. Daraufhin stellte er das Bett auf die andere Seite*

45 Layena Bassols Rheinfelder
46 Layena Bassols Rheinfelder

und schaltete das Handy nachts aus. Nach drei Wochen berichtete sie mir, dass er keine Asthmasprays mehr brauchen würde.

Weitere Zeichen für unsere Räume

Die Doppelspirale

Die Doppelspirale bringt durch ihre runde Form weibliche, lebensfördernde Energien in unsere meist rechtwinkligen Häuser. Sie ist aus diesem Grund zur Wohnraumharmonisierung geeignet, zum Beispiel ein Bild mit einer Doppelspirale ins Zimmer hängen.

Siegfried Prumbach benützt die Doppelspirale zum Balancieren von Wasseradern, geologischen Brüchen und E-Smog. Dazu wird diese in spezielle Steine eingraviert und mit 23 Karat Battgold belegt. Diese Lithotransmitter werden auf die ausgetesteten Plätze gelegt. Lithotransmitter sind wörtlich Informationsüberträger aus Stein. Zu dieser Gruppe gehören auch die Kultsteine wie Menhire (stehende Steine) und Dolmen (liegende Steine) der Steinzeit, die Mariensäulen, die runden Kultsteine der oberbayrischen Kirchen und eben die für die heutige Zeit von Siegfried entwickelten Litho- und Geotransmitter.

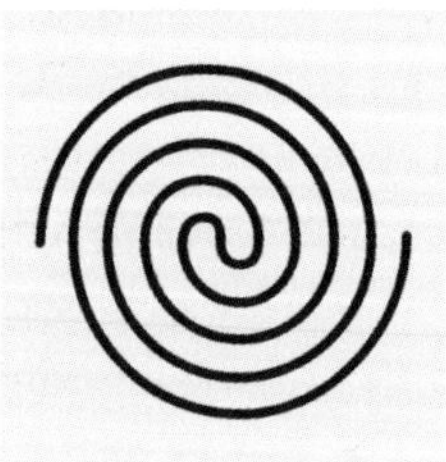

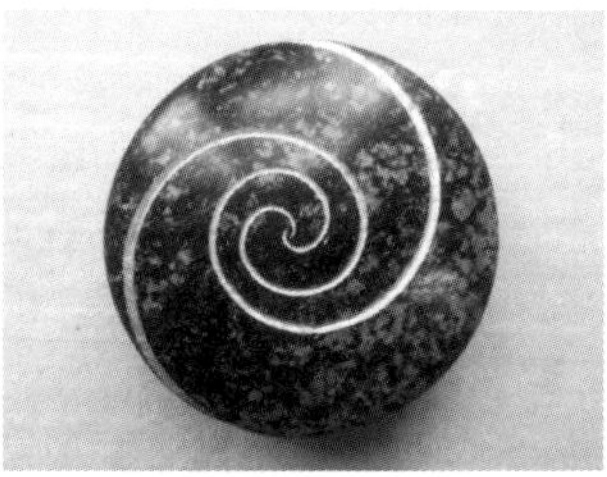

Litho- und Geotransmitter

Der Davidstern

Der Davidstern hat nach meinen Erfahrungen in Räumen den gleichen Effekt wie die Sinuskurve: Er dreht die Schwingung um. Er ist geeignet bei Elektrosmog und Erdstrahlen. Dieser Tipp stammt aus Indien. Allerdings muss man gut darauf achten, dass er nicht auf einer guten Zone liegt, da diese dann möglicherweise negativ wird.

Fall 29 „Reisen"[47]: *Als ich Probleme mit Langzeitflügen bekam, testete ich aus, dass der Davidstern hilfreich sei. Seitdem reise ich mit mehreren Davidsternen, die ich am Körper trage, auf meinen Sitz im Flugzeug lege oder unter mein Bett im Hotel.*

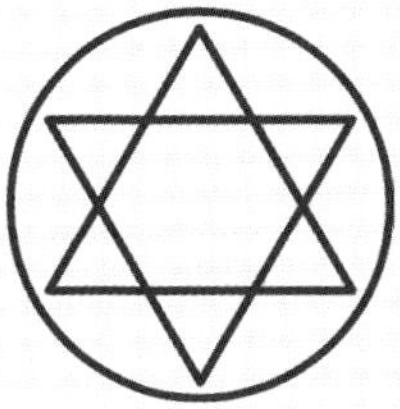

Davidsstern

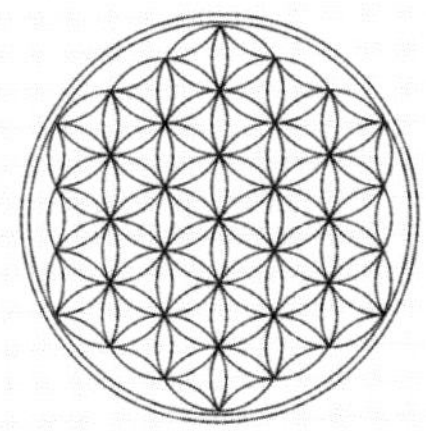

Blume des Lebens

Die Blume des Lebens

Die Blume des Lebens ist ein universelles Entstörungs- und Energetisierungsdiagramm. Es kann eingesetzt werden: Zur Harmonisierung von Räumen, zur Revitalisierung von Nahrungsmitteln, zur Entstörung von elektrischen Geräten, zur Stärkung von Pflanzen etc. Drunvalo Melchizedeck hat in seinem wunderbaren Buch „Die Blume des Lebens" den Ursprung und viele verschiedene Anwendungsmöglichkeiten beschrieben.

47 Layena Bassols Rheinfelder

„Wasser ist das Medium,
welches die Lebensenergie weitergibt"

Das Besondere an Wasser

Warum funktioniert die Übertragung auf Wasser? Wasser ist die Grundlage allen Lebens. Der menschliche Körper und auch die Oberfläche unserer Erde bestehen in etwa zu 70 % aus Wasser. Ohne Wasser hätte sich kein Leben auf unserer Erde entwickeln können. Ohne Wasser wären keine der Funktionen unseres Organismus möglich (z.B. Körperaufbau, Stoffwechsel, Verdauung, Herzkreislauf-Funktion usw.). Wasser durchdringt jede Körperzelle und ermöglicht somit die Kommunikation der unterschiedlichen Zellverbände. Aber Wasser ist nicht nur für unseren Körper lebenswichtig, sondern auch für unser Bewusstsein, es macht Denkvorgänge, Gefühle und Stimmungslagen überhaupt erst möglich.

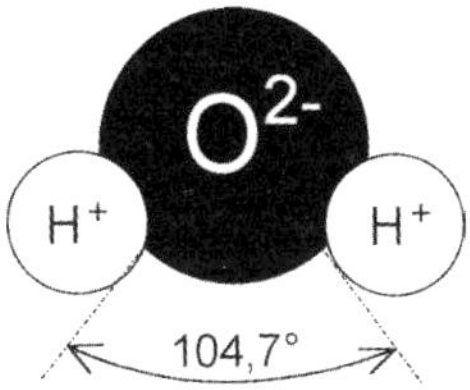

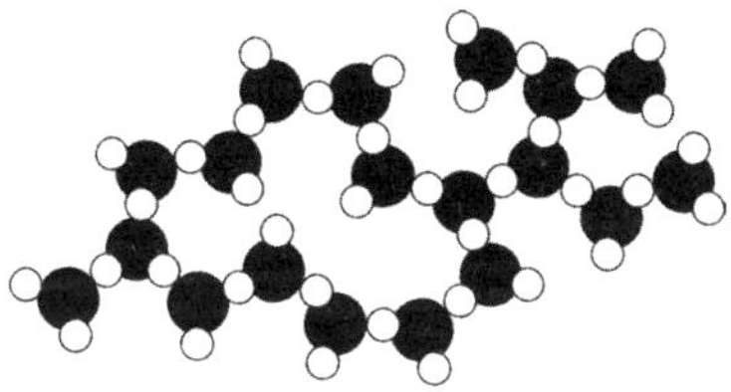

Obwohl wir ständig von Wasser umgeben sind und Wasser uns eigentlich so vertraut erscheint, birgt es dennoch eine Menge Geheimnisse, welche die Physik noch immer nicht vollständig entschlüsselt hat. In der Physik ist oft von der „Anomalie" des Wassers die Rede, weil es sich in keiner Weise physikalisch so verhält, wie man es eigentlich von einer Verbindung zwischen zwei Gasen erwarten würde:

- Wasser hat bei 4° C seine größte Dichte.
- Wasser hat bei 37° C (unserer Körpertemperatur) seine niedrigste spezifische Wärme.

- Wasser besitzt eine Oberflächenspannung.
- Bei der Verdunstung von Wasser entsteht Kälte. (z.B. verdunsten wir auf unserer Haut ständig Wasser. Würde es den Körper nicht kontinuierlich kühlen, hätten wir in unserem Inneren eine Temperatur von 62°C)
- Wasser ist ein ausgezeichneter Wärmespeicher.
- Wasser hat im gefrorenen Zustand ein größeres Volumen als im flüssigen.
- Eis schwimmt auf Wasser. (Es ermöglicht so das Überleben der Tiere und Organismen unter Wasser im Winter, da die Temperatur des Wassers nie unter 4°C sinken kann)

Alle diese Eigenschaften beruhen allein auf der Tatsache, dass das Wassermolekül eine einzigartige geometrische Struktur aufweist. Chemisch betrachtet ist Wasser (H_2O) eine Verbindung zwischen zwei Wasserstoffatomen (H) und einem Sauerstoffatom (O). Dabei zieht das Sauerstoffatom die Elektronen der beiden Wasserstoffatome an und wird somit elektronegativ. Die beiden Wasserstoffatome werden positiv geladen und stoßen sich voneinander ab und zwar genau in einem Winkel von 104,7°. Diese Dipolbindung macht nun die so genannte Wasserstoff-Brücken-Bindung unter den einzelnen Wassermolekülen erst möglich, was bedeutet, dass sich jeweils das negative Sauerstoff-Ion eines Wassermoleküls mit den positiv geladenen Wasserstoff-Ionen des anderen Moleküls verbindet. Auf diese Weise können sich große Ketten, sogenannte Cluster, bilden.

Nach Erkenntnissen aus der Biophysik ermöglicht diese Clusterstruktur dem Wasser, Informationen zu speichern. Die Geometrie der Verkettungen zwischen den Wassermolekülen ist verantwortlich für das elektromagnetische Frequenzmuster und somit für deren Informationsgehalt. Sehr eindrucksvoll wurde dies durch die Wasserkristallbilder des Japaners Masaru Emoto belegt. Wasser, welches negativen Informationen ausgesetzt war, z.B. Wasser aus Flüssen, das schon durch mehrere Städte geflossen ist, Wasser, welches mit Worten wie „Du machst mich krank" besprochen wurde oder Wasser, das mit Heavy Metal Musik bespielt wurde – dieses Wasser wies eine ungeordnete chaotische Struktur auf, welche an ein Krebsgeschwür erinnert. Hingegen bildete Wasser aus reinen Quellen, Wasser, das mit den Worten „Liebe und Dankbarkeit" besprochen wurde, sowie Wasser, das schöner Musik, wie einer Symphonie von Beethoven ausgesetzt war, wundervolle Kristalle![48]

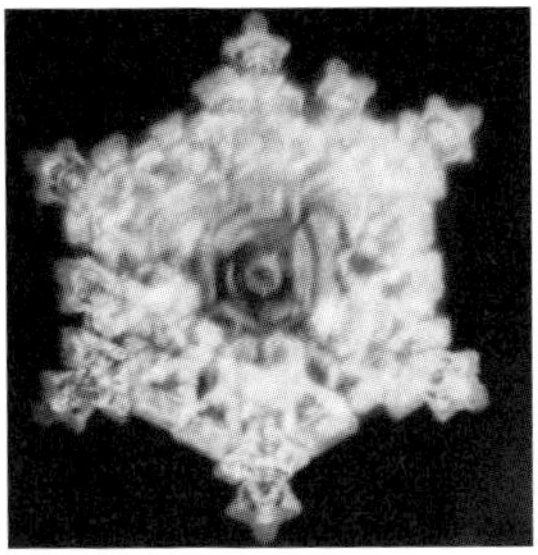

Beethovens „Pastorale"

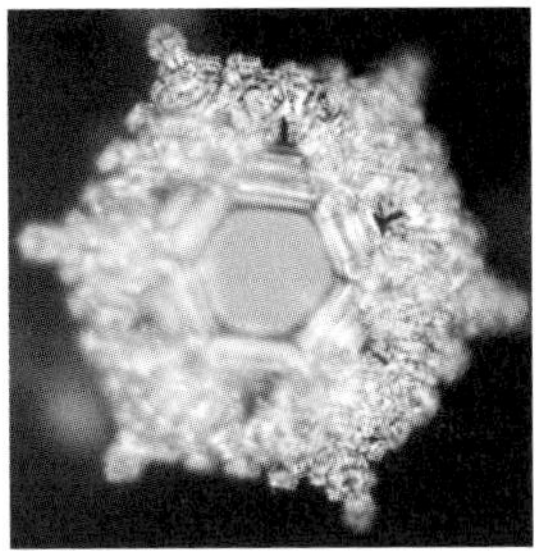

Liebe und Wertschätzung

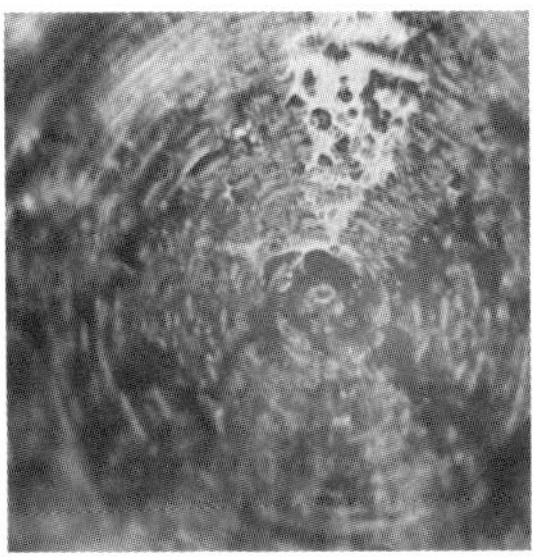

Heavy Metal Musik

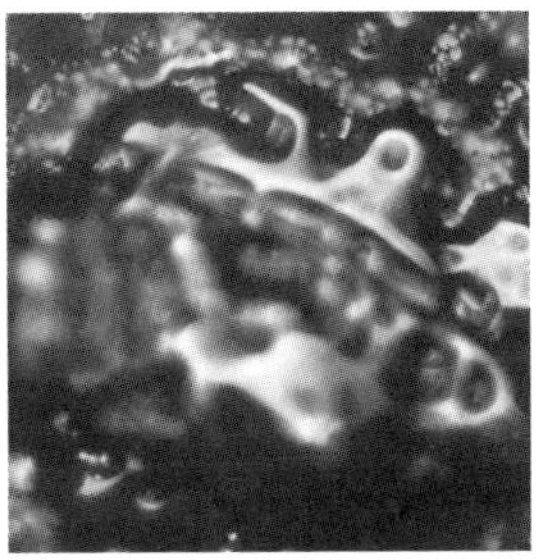

Dämon, „Du machst mich krank"
„Ich töte dich"

Wasser hat also ein Erinnerungsvermögen und mehr noch, es ist in der Lage, Frequenzmuster bzw. Wellenlängen an uns zu übermitteln. Auf diesem Prinzip beruht die Wirkungsweise der Homöopathie, der Bachblütentherapie, der Edelsteinessenzen und auch die Informationsübertragung auf Wasser.

48 Fotos: „Die Botschaft des Wassers" von Masaru Emoto mit freundlicher Genehmigung vom Koha-Verlag

„Mit dem Leben ist es wie
mit einem Theaterstück;
es kommt nicht darauf an,
wie lang es ist, sondern wie bunt.“
Seneca

Informationsübertragung auf Wasser

Wenn ein Organismus krank ist oder ein Leiden besteht, dann hat es damit zu tun, dass die Schwingung aus der Ordnung gefallen ist. Das erkennen wir am Rutenausschlag, der uns die Vektoren 5-8 anzeigt. Mit dem entsprechenden Zeichen kann die Schwingung wieder in die Ordnung gebracht werden. Wie kann der Körper diese Information bekommen? Wir haben gesehen, dass die Zeichen direkt auf kranke Stellen am Körper gemalt werden. Zusätzlich kann Information auf Wasser übertragen werden. Jeder kann aus einem Glas Trinkwasser (bestenfalls Brunnenwasser) sein personifiziertes Heilmittel selbst herstellen. Durch Trinken dieses Heilwassers bekommt der Körper den notwendigen Heilimpuls. Die Ergebnisse sind erstaunlich.

Dieses Wissen ist so revolutionär, dass unser Verstand Schwierigkeiten hat, es zu glauben. Die Tiere zeigen uns, dass dies auch nicht notwendig ist. Bei ihnen funktioniert es wunderbar. Ja! Es ist möglich, dass du dein eigenes individuelles, personifiziertes Heilmittel, jederzeit, überall, selbst herstellen kannst. Ob du es glaubst oder nicht. Auf diese Weise kannst du selbstständig für deine Gesundheit sorgen und alle anderen Behandlungsmethoden, sei es die der konventionellen Medizin sowie anderer Heilmethoden, damit ergänzen. Es macht frei und gibt viel Raum für Kreativität. Du trägst sozusagen deine eigene Apotheke immer bei dir. Ich verneige mit tief vor Erich Körbler, der dieses Wissen weit vor seiner Zeit in den 80er Jahren entdeckte und weitergab. Er starb leider schon 1994.

Links-Rechts-Effekt

Die Informationsübertragung auf Wasser, auch Wasserübertragung genannt, ist erst möglich durch den Links-Rechts-Effekt. Der besagt, dass die Information von dem, was ich in die linke Hand nehme, auf die rechte Hand übertragen wird. Es fließt sozusagen ein Strom von links nach rechts. Und mit diesem Strom wird Information weitergegeben. Dies geschieht recht schnell, meistens reicht 1 Minute.

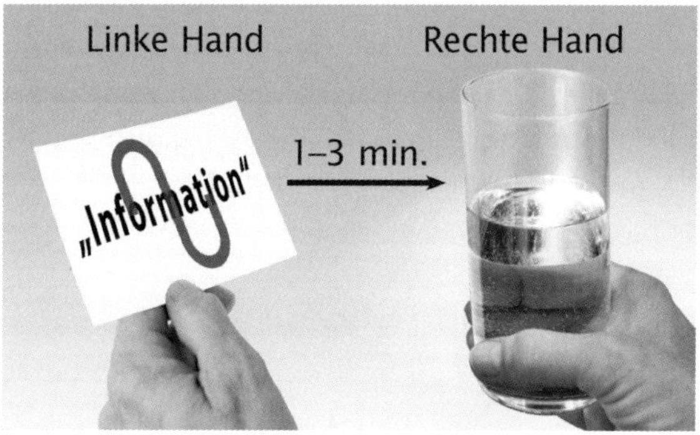

Den Zettel in die linke Hand nehmen, 1-3 Minuten anschauen	→	Danach das Wasser riechen und trinken

In der PraNeoHom wird der Links-Rechts-Effekt dazu benützt, um ein personifiziertes Heilwasser herzustellen. Das kann jeder selbst tun und zwar für jedes Leiden, direkt und jederzeit vor Ort, ohne weitere Hilfsmittel, als einen Zettel, einen Stift und ein Glas Wasser. Du stellst dir sozusagen dein eigenes homöopathisches Mittel selbst her, dein Hustenwasser, Herpeswasser, Blasenwasser, etc.. Dazu wird die mit Zeichen versetzte Information auf Wasser übertragen. Auf diese Weise werden für den Körper negative, also unverträgliche Informationen in für ihn verträgliche umgewandelt (auch „Umschreiben" genannt). Dabei kommen die sog. „Umkehrzeichen" zum Einsatz: Sinus, Strich-Sinus, Zwei-Strich-Sinus und

Drei-Strich-Sinus. Wir programmieren den negativen Einfluss dieser Information mit Hilfe der Zeichen um.

Was können wir alles umschreiben?

Alles, was du löschen oder loswerden willst, kannst du mit einem Umkehrzeichen versehen, auf Wasser übertragen, und somit neutralisieren. Wir sprechen von "Löschen", um es zu vereinfachen, wissend, dass im Grunde genommen nichts gelöscht wird, sondern nur umgewandelt, transformiert oder unwirksam gemacht wird. Wir nennen diesen Prozess Umschreiben.

- Erreger (Virus, Bakterien, Pilze, Parasiten)
- Symptome, Krankheiten
- Körperteile, -organe
- Schmerzen, Hautausschläge, Juckreiz
- Allergien, Unverträglichkeiten
- Psychische Themen
- Schwermetalle, Toxine
- Schädlinge
- Elektrosmog, Geopathie
- U.v.m.

Darüber hinaus ist es auch möglich, positive Informationen, die den Körper stärken, auf das Wasser zu übertragen, wie z. B. Affirmationen und positive Zielsetzungen. Diese werden mit dem Zeichen Ypsilon verstärkt.

Es sollten nicht mehr als zwei, allerhöchstens drei Informationen gleichzeitig mit Umkehrzeichen versehen und übertragen werden. Die Fähigkeit des Körpers für diese Art der direkten Informationsaufnahme könnte sonst möglicherweise überfordert sein.

Auf einem Zettel können 2-3 ähnliche Themen stehen, die miteinander zu tun haben. Und insgesamt nicht mehr als 2-3 unterschiedliche Wasserübertragungen auf verschiedene Gläser Wasser durchführen. Es kann z.B. auf dem einen Zettel stehen, „Husten, Schnupfen und Kopfschmerzen" mit Sinus. Auf einem anderen steht vielleicht „Narbe Blinddarm" mit Zwei-Strich-Sinus und auf dem dritten steht: „Die Prüfung wird gut ausfallen" mit Ypsilon. Das wäre so das Maximum.

Wie oft und wie lange die Wasserübertragung gemacht werden soll, wird auch ausgetestet. In der Regel ein- bis zweimal täglich eine bestimmte Anzahl von Tagen, nicht länger als einen Monat.

Fall 30 „Angst"[49]: *Eine Mutter kam mit ihrem 2-jährigen Sohn zu mir. Er sollte eine Blutabnahme bekommen, hatte aber solche Panik, dass sie das erste Mal, ohne dass es geklappt hat, wieder nach Hause fahren musste. Ich riet ihr ein Heilwasser herzustellen mit „Blutabnahme" und das Zeichen Ypsilon und es ihm zur Vorbereitung schon 4 -5 Tage vorher mehrmals täglich zu trinken geben. Das nächste Mal klappte alles bestens, die Blutabnahme war kein Problem mehr. Das Ypsilon hat die Angst vor der Blutabnahme umgewandelt in Vertrauen.*

Selbstanwendung

1. Fülle ein Glas mit Wasser. Nimm den Zettel mit der Information und dem Zeichen, die auf das Wasser übertragen werden sollen, in die linke Hand und halte in der rechten Hand ein Glas Wasser. Die Informationsübertragung basiert auf dem Links-Rechts-Effekt, was nichts anderes bedeutet, als dass die Energien bevorzugt von links nach rechts fließen. Die Beine solltest du dabei nicht überkreuzen. Linkshänder spüren am besten selbst, ob sie die Wasserübertra-

49 Karin Winkler-Pircher

gung von links nach rechts oder von rechts nach links machen möchten.

2. Während der „Übertragung" betrachtest du aktiv die Information und führst diesen Vorgang für min. 1 – max. 3 Minuten durch. Die Information wird also sowohl über das Auge als auch über die Hand aufgenommen und an das Wasser weitergegeben. Intuitiv wirst du mit zunehmender Übung spüren, wann die Informationsübertragung vollständig abgeschlossen ist.

3. Nach ca. 1-3 Minuten ist die Informationsübertragung vollständig abgeschlossen und das Wasser ist mit der übertragenen Information angereichert. Rieche nun das geprägte Wasser (die Information erreicht so unmittelbar das Gehirn) und trinke es. Dadurch wird die Information an sämtliche Zellen im Körper weitergegeben.

Wichtig ist, die Informationsübertragung auf Wasser oft und regelmäßig zu wiederholen, damit ein stabiler Zustand erreicht wird.

Fall 31 „Erkältungsanflug"[50]: *Wie es so oft ist, melden sich erste Anzeichen einer Erkältung häufig abends oder am Wochenende. Um die Zeit bis zum Arztbesuch am nächsten Vormittag oder am Montag zu überbrücken, mache ich mir dann eine Wasserübertragung mit dem jeweiligen Thema, z.B. Husten, Erkältung, Schluckbeschwerden und meistens ist dann kein Arztbesuch mehr nötig.*

Wasserübertragung für eine andere Person

Am Beispiel von Herpes

Schreibe das Wort „Herpes" auf ein Blatt Papier. Stelle dich rechts neben die Testperson und halte deine Rute in der rechten Hand.

50 Felicitas Sperr-Burger

Lege die linke Hand über die rechte Gehirnhemisphäre der Testperson, du brauchst ihren Kopf nicht zu berühren. Auf diese Weise dockst du dich an ihren Biocomputer an. Die Testperson hält das Papier, auf dem „Herpes“ steht, in der linken Hand und betrachtet es. Zusätzlich kann sie das Wort „Herpes“ laut sprechen.

Beobachte den Ausschlag deiner Rute gemäß dem Vektorenkreis. Erhältst du einen Vektor 7, so schreibst du auf das Papier das Wort „Herpes“ und darüber das Zeichen Zwei-Strich-Sinus. Wenn die Testperson nun nochmals das Papier mit dem Wort und dem Zeichen betrachtet, so müsste dein Rutenausschlag ausgeglichen sein, sprich den Vektor 1 anzeigen. Anschließend frage nach dem Zeitraum, wie lange und wie oft täglich die Testperson die Informationsübertragung auf Wasser durchführen soll, z.B. „zweimal täglich drei Tage lang“. Die Testperson führt die Umschreibung also zweimal täglich über einen Zeitraum von drei Tagen durch, indem sie die Information „Herpes“ mit Zwei-Strich-Sinus auf Wasser überträgt und dieses riecht und trinkt.

Nach diesem Zeitraum testest du erneut, welche weitere Information folgen soll. Die Testperson nimmt einen Zettel mit dem Wort „Herpes“ in die linke Hand oder sagt das Wort „Herpes“, während du deinen Rutenausschlag beobachtest. In der Regel kommt dann der nächst schwächere Vektor, also in unserem Beispiel ein Vektor 6 (Ein-Strich-Sinus, oder manchmal wird dieser auch übersprungen und es testet gleich ein Vektor 5 (Sinus). Wir fragen erneut den Zeitraum ab, also für wie lange dieses Zeichen auf Wasser übertragen werden soll. Anschließend nimmt die Testperson erneut die Informationsübertragung auf Wasser vor mit dem neuen Zeichen. Meistens ist es so, dass, nachdem die Übertragung mit dem Sinus beendet ist, wir den ersehnten Ausgleich bekommen, d.h. es testet Vektor 1.

Um diesen Zustand dauerhaft zu erhalten, ist es nun erforderlich, eine Informationsübertragung auf Wasser mit dem Zeichen Ypsilon vorzunehmen. In diesem Fall wirkt das Ypsilon nicht als Verstärker, sondern es stabilisiert den gesunden Zustand, es bringt in Einklang, es stellt den Frieden her. Das Friedenszeichen ist ein Ypsilon in einem Kreis. Mit all dem, mit dem wir in Frieden sind, haben wir kein Problem. Nun zurück zu unserem Fall: Für die letzte Informationsübertragung kann dasselbe Wort, also in diesem Fall das Wort „Herpes", genommen werden oder alternativ eine Bezeichnung für den gesunden Zustand, wie z.B. „Gesund von Herpes" oder „Herpesfrei". Die Testperson überträgt nun das Wort, was am besten testet oder passt, mit dem Ypsilon auf Wasser. Die zeitliche Dauer hierfür wird wiederum ausgetestet.

Wenn die Übertragung mit Ypsilon beendet ist, ist die Umschreibung vollbracht und die Testperson meistens von ihren Beschwerden befreit.

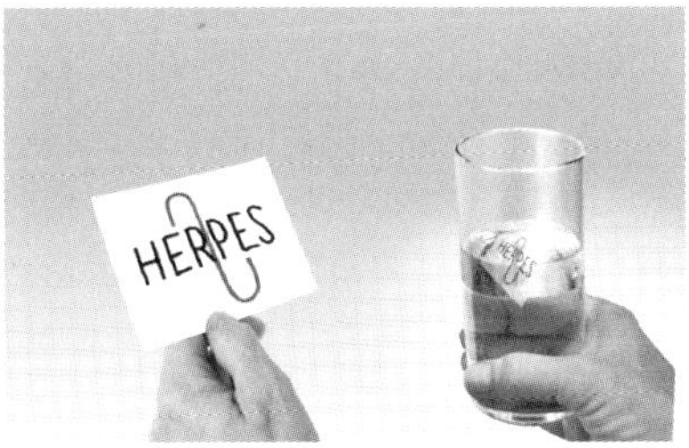

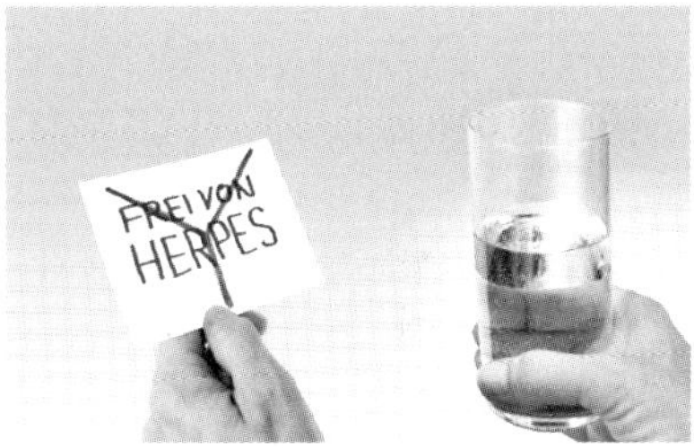

Am Ende jeder Informationsübertragung auf Wasser wird zum Stabilisieren und Festigen der gesunden Information das Ypsilon benützt. Das ist der Fall bei der Umschreibung von Allergien, Ausleitung von Mykosen und Schwermetallen oder jeder körperlichen oder psychischen Umschreibung. Das kann ein aktuelles Thema sein, oder ein Urtrauma der Vergangenheit, dessen Zeitpunkt mit Hilfe des Psychomeridians[51] recht schnell festzustellen ist.

Dabei kann die Information, die auf dem Zettel steht, positiv formuliert sein oder auch negativ, da das Ypsilon alles positiv macht.

51 Der Psychomeridian wird im E-Book „Psychomeridian" erklärt. https://praneohom.de/ebooks/

Zum Beispiel: Für eine „Milchallergie“ können wir entweder „Milchallergie mit Ypsilon“ oder nur „Milch mit Ypsilon“ darauf schreiben

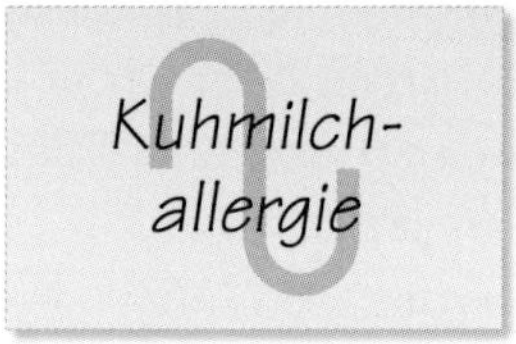

Und danach:

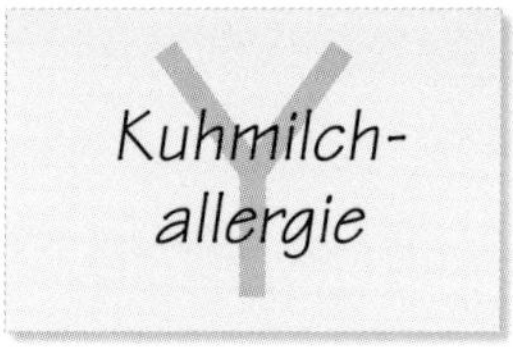

oder

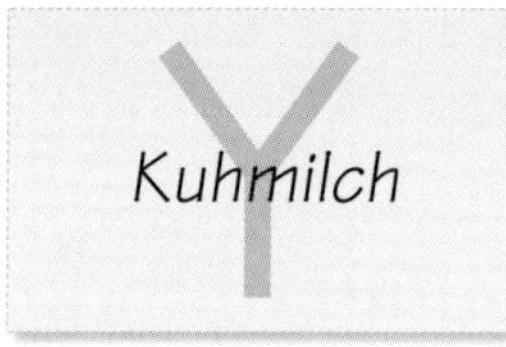

oder bei „Angst vor Krankheit mit Sinus“ können wir beim Ypsilon dasselbe schreiben oder alternativ „Vertrauen in meine Gesundheit“ mit Ypsilon.

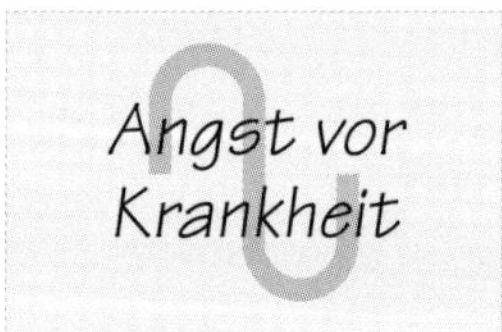

Und danach:

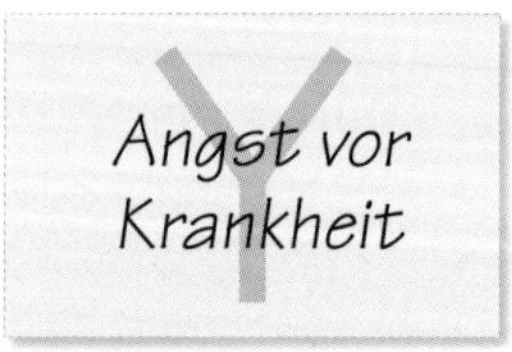

oder

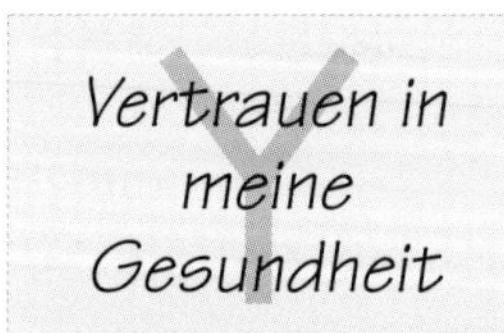

Fall 32 „Milchallergie“[52]: *Junge 8 Jahre, hat eine starke Milchallergie. Zur Vorgeschichte: Als seine Mutter direkt nach der Geburt*

52 Hans-Joachim Pollin

zu einer Untersuchung der Gebärmutter anästhesiert wurde, fing das Baby an zu schreien und die Krankenschwester gab ihm ein Milchfläschchen. Daraufhin reagierte es mit einem Anaphylaktischen Schock und musste Notfall versorgt werden. Seitdem konnte der Junge mit seiner Zungenspitze feststellen, ob Milchanteile in der Nahrung sind. Durch „Bitzeln an der Zungenspitze" konnte er Milchanteile bei Nahrungsmitteln identifizieren. Nachdem er die Informationsübertragung „Milchallergie" mit Zwei-Strich-Sinus – 3 Wochen, Ein-Strich-Sinus – 3 Wochen, Sinus – 4 Wochen und am Ende Ypsilon – 1 Woche, durchgeführt hatte, konnte er in Maßen Milchprodukte essen.

Wichtig ist es, die Wasserübertragungen bis zum Ende durchzuführen. Das Abschließen mit einem Ypsilon scheint von Bedeutung zu sein, wie wir am nächsten Erfahrungsbericht sehen werden.

Fall 33 „Warzen"[53]: *Eine Freundin von mir kam auf mich zu, da sie kleine Warzen an Händen und Füßen hatte. Sie waren jeweils im Nagelfalz und sie schämte sich sehr dafür. Sie hatte die Warzen mit chemischen Mitteln behandelt, sie kamen jedoch nach kurzen Pausen immer wieder zurück. Ich testete die Warzen mit Zwei-Strich-Sinus, also Vektor Sieben. Ich schrieb eine Wasserübertragung mit den Worten „Ursache Warzen" und malte ein Zwei-Strich-Sinus darüber. In dem informierten Wasser sollte sie Finger und Zehen täglich zweimal drei Wochen lang baden. Nach den drei Wochen sollte sie mit der Wasserübertragung „Ursache Warzen" mit einem Sinus-Zeichen eine Woche einmal am Tag fortfahren. Nach den vier Wochen kam die Freundin zu mir, doch es hatte sich noch keine Veränderung eingestellt. Wir testeten erneut und abschließend sollte sie ihre Finger und Zehen in folgendem informierten Wasser baden: „Reine Finger und Zehen" mit Ypsilon, zwei Wochen, einmal täglich. Bei unserem nächsten Treffen, drei Wochen später, waren alle Warzen an Händen und Füßen verschwunden.*

53 Claudia E.

Zielsetzungen mit Ypsilon verstärken

Die Wasserübertragung mit Ypsilon auf Zielsetzungen und Affirmationen wirkt wie ein Verstärker, verankert diese im Bewusstsein und hilft diese umzusetzen.

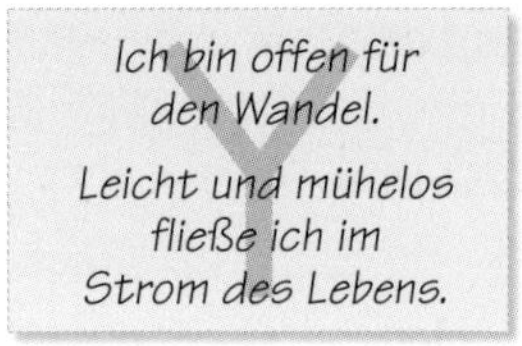
Ich bin offen für
den Wandel.
Leicht und mühelos
fließe ich im
Strom des Lebens.

Weiter kann das Ypsilon vor einem schwierigen Gespräch oder einer Prüfung hilfreich angewandt werden. Dazu wird vor dem Geschehen das Gespräch oder die Prüfung visualisiert und mit Ypsilon auf Wasser übertragen und dieses Wasser getrunken. Damit wird die Spannung genommen und der Verlauf optimal beeinflusst. Auch Operationen oder Geburten können auf diese Weise positiv programmiert werden

Was können wir also alles verstärken?

- Affirmationen
- Zielsetzungen
- Als Vorbereitung:
  - Vor Operationen, Zahnarztbesuchen
  - Vor Prüfungen
  - Vor schwierigen Gesprächen

Fall 34 „Prüfungsangst“[54]: *Eine Mittelschullehrerin, berichtet, dass sie große Erfolge mit den Kindern verzeichnen kann bei Prüfungsangst. Die Kinder bekommen einen Zettel mit der Information „Die Prüfung*

54 Claudia Hellinger

bestehe ich mit Leichtigkeit" oder „Die Prüfung wird gut", etc. mit Ypsilon und können diesen entweder einfach in der Hosentasche tragen oder die Information auf Wasser übertragen. Die Kinder gehen viel ruhiger in die Prüfung und die Noten verbessern sich erheblich. Zusätzlich empfiehlt sie den Schülern während der Prüfung auf ihr Bearbeitungsblatt ein Ypsilon zu malen. Sie hat festgestellt, dass die Schüler sich dann besser konzentrieren können.

Als natürlicher Schutz vor Höhenkrankheit, Malaria

Fall 35 „Höhenkrankheit und Malaria"[55]: *Als ich 2013 auf den Kilimanjaro stieg, der 5600 M. hoch ist, habe ich mich einen Monat vorher vorbereitet. Ich trank täglich ein Wasser mit der Information „Mein Blut produziert in der Höhe problemlos genügend rote Blutkörperchen" mit Ypsilon. Der Effekt war, dass ich keine Höhenkrankheit hatte, wie davor öfters bei Reisen. Ein Teilnehmer meiner Seminare, der den Everest bestiegen hat, berichtete mir von selbigen guten Erfahrungen damit. Auf derselben Reise durch Afrika kam ich in ein Malariagebiet. Um mich davor zu schützen, hatte ich auch die ausgetestete Zeit ein Wasser getrunken mit „Schutz vor Malaria" mit Ypsilon. Obwohl die Gegend voller Mücken war und mein Bruder, den ich besucht habe, zu der Zeit Malaria hatte, blieb ich davon verschont.*

Als Geburtsvorbereitung

Fall 36 „Geburt"[56]: *Ein Teilnehmer meiner Seminare berichtete mir, dass bei seiner Tochter die Wehen nicht einsetzten, so dass die Ärzte die Geburt einleiten wollten. Er schrieb einen Zettel „ Einleitung einer sanften Geburt", bemalte es mit dem Zeichen Ypsilon und ließ sie ihr informiertes Heilmittel herstellen. Zwei Stunden später setzten die Wehen ein.*

55 Layena Bassols Rheinfelder
56 Layena Bassols Rheinfelder

Zum Verstärken von gesunden Glaubensätzen

Fall 37 „Glaubensätze“[57]: *Eine 27-jährige Klientin kam zum ersten Mal in meine Praxis. Sie war sehr unglücklich über ihre momentane Wohnsituation und ihren Beruf. Sie arbeitete als Masseurin, wobei sie immer stärkere Rückenprobleme bekam und wohnte in einer zu teuren Wohnung, die sehr weit von ihrem Arbeitsplatz entfernt lag. Sie machte an den Wochenenden eine Umschulung zur Kosmetikerin und es war ihr Wunsch, in diesem Beruf zu arbeiten, sowie eine neue und günstigere Wohnung zu finden, die näher an ihrem Arbeitsplatz liegen sollte. Sie kam zu mir, weil sie das Gefühl hatte, sich in einem Stillstand zu befinden und sich keine neuen Möglichkeiten zum Arbeitsplatz- oder Wohnungswechsel ergaben. Sie machte einen motivationslosen und pessimistischen Eindruck.*

Bereits in unserem Gespräch fielen mir einige Sätze auf, die sie oft wiederholte und so widmeten wir uns nach den Vortests dem Thema Glaubenssätze. Ich testete mit der Einhandrute, ob negative Glaubenssätze in Bezug auf dieses Thema vorhanden waren. Als Antwort erhielt ich ein klares Ja. Ich führte sie durch eine kleine Meditation, woraufhin wir gemeinsam die negativen Glaubenssätze aufschrieben: „Ich bin wertlos“, „Ich wollte Masseurin werden und jetzt ziehe ich das auch durch“, „Das Leben ist hart“, „Aufgeben ist was für Schwache“. Diese vier Sätze testeten alle mit Vektor 5. Ich schrieb die vier Sätze auf die linke Seite eines DinA4 Blattes und malte ein großes Sinus-Zeichen darüber. Daraufhin erarbeiteten wir die positiven Glaubenssätze: „Ich darf mich selbst erkennen“, „Für sieben Jahre habe ich gerne als Masseurin gearbeitet und bin so dankbar dafür. Nun erlaube ich mir, mich weiter zu entwickeln.“, „Das Leben ist Licht und Dunkelheit, ich nehme beide Seiten an.“, „Ich darf mich verändern, wandeln und Schritt für Schritt glücklicher sein“. Diese Sätze schrieb ich auf die rechte Seite des Blattes und malte ein großes Ypsilon darüber. Um die Veränderung ins Leben zu integrieren,

57 Claudia Sitter

testete ich, dass meine Klientin die Sätze über vier Wochen hinweg zehn Mal täglich lesen soll.

Als nächstes erstellten wir eine Mindmap, in der alle Wünsche an den neuen Arbeitsplatz aufgeschrieben wurden: Sehr nette Kollegen, fairer Chef, Arbeit mit Naturkosmetik, nah am Wohnort, sehr gute Entlohnung und Sozialleistungen, Kunden, die meine Arbeit schätzen, Trinkgeld, faire Arbeitszeiten, harmonisches und humorvolles Arbeitsklima. Ich „Ypsilonierte" das Mindmap (ich malte ein großes Y darüber) und testete, dass meine Klientin das Blatt für vier Wochen an ihren Spiegel im Badezimmer hängen sollte.

Vier Wochen später schrieb mir meine Klientin folgenden Text über WhatsApp: „Hallo Claudia! Habe einen neuen Job!!!" Gestern habe ich die Zusage bekommen… so genial. Ein super schönes Hotel, in dem ich schon immer arbeiten wollte. Nächste Woche schaue ich mir Wohnungen in der Nähe an. Können wir einen neuen Termin ausmachen? So kann es weiter gehen."

Zwei Wochen später kam die Klientin erneut in meine Praxis. Sie erzählte, dass sie nun auch eine neue Wohnung gefunden habe, hell, günstig und nah am neuen Arbeitsplatz. Sie erschien mir sehr glücklich, motiviert und voller Vorfreude auf die neue Wohnung und den neuen Beruf. Im Gespräch bestätigte sie, dass es ihr sehr gut gehe, doch dass sie in Bezug auf eine neue Beziehung noch Unterstützung brauchen würde. „Ich treffe immer nur Idioten. Immer verliebe ich mich in die Falschen. Mir ist einfach nicht mehr zu helfen, das wird nie was mit mir und den Männern" waren ein paar Sätze, die sie sagte. Da die letzte Arbeit mit den Glaubenssätzen bei ihr so erfolgreich verlaufen war, schrieben wir auch in dieser Sitzung die negativen in positive Glaubenssätze um. Den oben genannten negativen Glaubenssatz schrieb ich auf die linke Seite eines Blattes und malte ein großes Sinus-Zeichen mit einem Strich darüber (Vektor Sechs). Gemeinsam erarbeiteten wir den positiven Glaubenssatz „Ich öffne mich bewusst für eine liebevolle und glückliche Partnerschaft.

Ich darf mich selbst lieben, geliebt werden und andere Menschen lieben. Ich erkenne, dass ich das wahrhaftige Glück leben darf". Diesen Satz schrieb ich auf die rechte Seite des Blattes und „ypsilonierte" ihn. Um diese Veränderung zu manifestieren, sollte die Klientin eine Wasserübertragung mit dem Satz machen, sieben Wochen lang, drei Mal täglich.

Vier Wochen nach diesem Termin rief mich die Klientin an, dass sie einen „Wahnsinns-Typen" kennengelernt habe, den sie seit einer Woche treffe. Sie war sehr aufgeregt, glücklich und erzählte mir von ihren Dates. Außerdem seien sowohl der neue Job als auch die neue Wohnung perfekt für sie. Bis heute kommt die Klientin regelmäßig in meine Praxis, um an sich zu arbeiten und sich weiterzuentwickeln.

Welche Materialen eignen sich?

Steine und Metalle

Am besten ist und bleibt das Wasser, weil man durch das Trinken des informierten Wassers jede Zelle des Körpers erreichen kann. Zur Informationsprägung eignen sich aber auch alle Edel- und Halbedelsteine, besonders die Quarze (z.B. Bergkristall, Amethyst und Rosenquarz) sowie Metalle (z.B. Kupfer, Gold und Silber). Diese trägt man kontinuierlich am Körper, z.B. als Schmuckstück. Allerdings sollte man zuvor austesten, ob der Stein oder das Metall für einen persönlich verträglich ist. Denn alles hat seine Eigenschwingung, welche entweder harmonisch oder disharmonisch auf unseren Körper wirkt. Die Eigenschwingung des Steins oder des Metalls bleibt unverändert, es wird lediglich auf diese Welle eine Information moduliert.

Bei älteren Menschen, Kleinkindern oder Tieren, die wenig Wasser trinken, kann die Information auch auf arzneimittelfreie Globuli geprägt werden.

Generell prägen wir bei der Heilung mit Tönen[58] die Information auf Steine, Schmuck oder Kupferpfennige, die dann in der Tasche am Körper getragen werden oder nachts unter das Kopfkissen gelegt werden.

Salben und Globuli

Bei Hauterscheinungen bzw. -krankheiten ist es auch möglich, auf eine Creme eine spezielle Information zu prägen. Dazu verwendet man am besten eine verträgliche (testen!) Basiscreme, also ohne Wirkstoff, mit möglichst hohem Wasseranteil. Man verfährt mit der Creme genauso wie mit dem Wasser, als Information kannst du beispielsweise „Juckreiz" mit dem ausgetesteten Umkehrzeichen auf einen Zettel schreiben. Zusätzlich kann die Testperson diese Information auch auf Wasser prägen und dieses trinken. Damit unterstützt sie den Heilprozess. Das Eincremen der Haut wird oft als sehr wohltuend empfunden. Am besten du vertraust auf deine Intuition, welche Methode bei welcher Person angemessen erscheint (oder man testet es aus!).

Fall 38 „Gepimpte Augensalbe"[59]: *Ich habe im Winter häufig trockene Augen und in einem Jahr war es besonders schlimm. Es fühlte sich morgens an, als hätte ich Sand in den Augen, und ich suchte die Augenärztin auf. Sie verschrieb mir Augentropfen und es wurde zunächst besser. Plötzlich hatte ich – am Wochenende natürlich – extrem gereizte Augen, sie schmerzten, waren rot und geschwollen und die Tropfen halfen ein wenig. Ich hatte noch eine neue Augensalbe zu Hause, die ich mir kurz vorher in der Apotheke geholt hatte, sie hat mir auch ein wenig geholfen. Am Montag ging ich dann sofort zur Augenärztin, die mir eine andere Salbe aufgeschrieben hat und mich schimpfte, ich würde mir gerade meine Hornhaut kaputt machen, in Folge meiner trockenen Augen. Das war für mich ein*

58 Heilen mit Tönen wird im E-Book „Töne heilend einsetzen" erklärt. https://praneohom.de/ebooks/
59 Felicitas Sperr-Burger

Schock und ich wollte nie wieder zu dieser ruppigen Person gehen. Ihre Salbe half leider überhaupt nicht und ich war zunächst ratlos. Dann holte ich meine Einhandrute hervor, und schrieb auf die Tube das Wort Heilung und malte ein Y darüber. Als ich die Salbe dann verwendete, wurde es sofort spürbar besser und nach zwei Tagen war alles wieder gut. (Den Augenarzt habe ich auch so schnell wie möglich gewechselt.)

Übertragungsgefäße

Am besten eignet sich ein normales ungeschliffenes Glas zur Übertragung von Information auf Wasser. Allerdings funktioniert es auch mit geschliffenem oder gepresstem Glas, Porzellan oder Kunststoff, Thermo- oder Plastikflaschen.

Kinder übertragen gerne auf Apfelsaft oder Kräutertee. Erwachsene auch schon mal auf Bier. Auch das kann funktionieren. Am besten wir bleiben offen und testen alles aus.

Stillende Mütter übertragen oft auf die Brust, damit es das Baby mit der Muttermilch erreicht.

Art der Übertragung

Emoto hat gezeigt, dass es reicht, wenn das Wort auf dem Glas geschrieben steht, damit das Wasser die Information bekommt. Das machen wir uns auch zunutze bei Tieren und Pflanzen. Bei Tieren reicht es, wenn der Zettel unter das Trink- oder Futtergefäß gelegt wird und bei Pflanzen, wenn der Zettel mit der Information auf die Gießkanne geklebt wird.

Bei Menschen empfehle ich die Übertragung aktiv vorzunehmen, also 1-3 Minuten den Zettel anschauen, da dann mehr als nur die Information übertragen wird, die auf dem Zettel steht. Es wird zusätzlich alles übertragen, was das Unterbewusstsein darüber weiß, z.B. bei Schnupfen: Wovon habe ich die Nase voll? Was kann ich nicht mehr riechen? Usw.

Fall 39 „Fingerverletzung[60]": *Im November bin ich in der Musikschule im Bad ausgerutscht und konnte mich gerade noch am Türpfosten festhalten. Dabei habe ich mir das Endglied des linken kleinen Fingers ausgerenkt, d.h. es war fast um 90° nach außen abgebogen. Der Schmerz war beträchtlich. Ich habe mir sofort den Finger geströmt (gehalten) und dauernd 3-Strich-Sinus gedacht. Ich musste einen langen Korridor entlanggehen, an dessen Ende eine Sitzgelegenheit war. Als ich dort ankam, habe ich nach meinem Finger geschaut und er war wieder gerade. Ich habe dann sofort ein Foto mit dem Handy gemacht und Drei-Strich-Sinus draufgemalt und Arnica-Globuli genommen. In den nächsten Tagen habe ich immer wieder Zeichen draufgemalt, Heilwasser mit „Verletzung kleiner Finger" und Zeichen drauf und Homöopathie genommen und konnte nach einer Woche trotz Schwellung wieder Klarinette spielen.*

Löschen von aufgeprägten Informationen

Wenn du Informationen auf einen Gegenstand geprägt hast, z.B. auf einen Stein oder auf eine Kupfermünze, und du willst irgendwann diese Informationen wieder löschen, zum Beispiel, weil der Zeitraum, für den diese gültig waren, vorbei ist, so bieten sich hierzu verschiedene Methoden an:

Die erste und sehr einfache Möglichkeit ist das Erhitzen auf mindestens 50°C. Je höher die Temperatur steigt, desto schneller bewegen sich die Teilchen (Atome bzw. Moleküle) im Material. Ab ca. 50° C ist die innere Bewegungsenergie so hoch, dass die Informationen gelöscht werden.

60 Karin Winkler-Pircher

Eine sehr gute energetische Reinigungsmöglichkeit, besonders für Steine, aber auch für Metalle, ist eine Behandlung mit Wasser und Salz. Bei empfindlichen Steinen sollte jedoch der direkte Kontakt mit Salz vermieden werden, außerdem vertragen manche Steine kein Wasser (z.B. Halit). Am besten ist es generell, wenn man eine große Schüssel voll Salz nimmt und in diese eine kleinere Glasschüssel gefüllt mit Wasser setzt. In dieses Wasser legt man die zu reinigenden Materialien und lässt sie über Nacht darin liegen. Das Salz kann man aufbewahren und noch öfters verwenden, das Wasser sollte jedoch zu jeder Reinigung frisch aufgefüllt werden.

Eine andere Möglichkeit ist das Aufprägen einer neuen Information. Neue Informationen löschen die alten und höhere Energie setzt sich durch. Das ist zu beachten, wenn ich nach der Informationsübertragung auf ein Glas Wasser eine Essenz dazu gebe. Es kann sein, dass die Information durch die der Essenz gelöscht wird. Vorsichtshalber ist es ratsam, zuerst die Essenz dazu zugeben und dann die Umschreibung vorzunehmen.

Eine weitere Möglichkeit ist es, das Material zwischen zwei Zettel, auf die jeweils die 81 geschrieben ist, zu legen. Das löscht die Information auch.

Manche mögen es ganz rituell und bevorzugen eine „Vier Elemente“ – Reinigung mit Wasser, Feuer, Luft und Erde. Der Phantasie sind hierbei keine Grenzen gesetzt. Beispielsweise spült man das Material mit Wasser ab, vergräbt es eine Zeitlang in der Erde, hängt es an einem Baum auf, damit der Wind mit ihm spielt und legt es in die Sonne (Feuer). Eine direkte Reinigung mit Feuer würde ich bei den meisten Materialien nicht in Betracht ziehen.

Verträglichkeitstestungen

Das alles kann ausgetestet werden:

- Lebensmittel, Nahrungsergänzungsmittel,
- Kosmetika, Putzmittel,
- Schlafplatz, Arbeitsplatz
- Medikamente und die Synergien, das Zusammenwirken mehrerer Medikamente
- Körperfremde Materialien: Spirale, künstliche Gelenke, Schrauben bei Knochenbrüchen, Silikon für Schönheitsoperationen, etc.
- Zahnmaterialien: Füllungen, Klebstoff, Betäubungsspritze, Kronen, Brücken und Synergien (Verbindungen von mehreren Materialien). Implantate, Zahnspangen, Prothesen, Knochenaufbaumaterial. Zahnmaterialien am besten in der verarbeiteten Form austesten.

Nosoden selbst herstellen

Eine Nosode ist ein homöopathisch aufbereitetes Mittel, das aus „krankem" oder pathologischem Material hergestellt wird.

Um eine Nosode selbst herzustellen, werden Körperausscheidungen zum Umschreiben benützt und mit dem entsprechenden Umkehrzeichen auf Wasser übertragen. Dazu wird z.B. bei Schnupfen das gebrauchte Taschentuch (mit dem Schleim aus der Nase) in einen Briefumschlag oder eine Klarsichtfolie gelegt. Nun wird getestet, welches Zeichen ausgleichend wirkt. Dieses Zeichen, Sinus oder die Verstärkung mit Strichen, wird darauf gemalt. Nun übertragen wir die Information auf Wasser, indem wir das Taschentuch mit Zeichen in die linke Hand nehmen, während wir ein Glas Wasser in der rechten Hand halten (Linkshänder ggf. umgekehrt). Dieses informierte Wasser enthält die Umkehrinformation aller Erreger, die in der verschnupften Nase sind: Viren, Bakterien, Pilze, Parasiten, Toxine, Schwermetalle, etc. Das Wasser ist dann zu einer Nosode von diesen Erregern geworden. Das Taschentuch kann täglich ausgetauscht werden. Somit überträgst du den aktuellen Zustand. Du stellst dir deine persönliche Nosode her. Auf diese Weise kann der Schnupfen schnell verschwinden.

Dasselbe können wir aber auch mit folgenden Körperausscheidungen vornehmen:

- Blutstropfen bei Blutpilzen, Blutkrankheiten
- Urin bei Blasenentzündung
- Vaginalschleim bei Scheidenjucken
- Stuhl bei Durchfall, Verstopfung, Darmkrankheiten
- Schuppen bei Psoriasis, Hautschuppen
- Speichel bei Parodontose, Aphten
- Pilze bei Fußpilz, Nagelpilz, Hautpilz
- Sputum bei Krankheiten der Lungen und Bronchien
- Sperma bei Fruchtbarkeitsproblemen.

Fall 40 „Schnupfennosode“[61]: *Eine Freundin von mir hatte zum wiederholten Mal in kurzer Zeit einen starken Schnupfen und ich bot ihr an, mit den Zeichen zu arbeiten, um ihr zu helfen. Sie war sehr dankbar und wollte diese Methode gerne ausprobieren. Ich nahm meine Rute zur Hand und testete sie aus. Wir sollten eine Nosode mithilfe ihres benutzten Taschentuchs herstellen. Sie putzte sich ihre Nase und packte das Taschentuch in eine Klarsichtfolie. Diese verschloss ich mit einem Streifen Tesafilm. Ich testete das Taschentuch mit einem Vektor 6. Ich malte das Zeichen Ein-Strich-Sinus auf die Folie. Diese Nosode sollte sie nun auf Wasser übertragen, für zwei Tage vier Mal täglich. Nach den zwei Tagen sahen wir uns erneut. Ihr Schnupfen hatte sich deutlich gebessert und sie fühlte sich deutlich gesünder. Ich testete sie erneut aus und wir machten eine zweite Wasserübertragung: „Stabiles Immunsystem“ mit Ypsilon. Das informierte Wasser sollte sie über vier Wochen hinweg einmal am Tag trinken.*

61 Claudia E.

Als wir uns ca. drei Monate später sahen, erzählte sie mir, dass sie seither keinen Schnupfen und keine Erkältung mehr gehabt habe.

Allergien unterscheiden

Dies ist ein einfacher Weg zu unterscheiden, ob es sich bei einer Allergie der Atemwege um Hausstaubmilben, Federn, Chemikalien oder Heuschnupfen handelt. Wie kannst du vorgehen? Nimm mehrere Stücke Tesafilm und klebe sie auf verschiedene Plätze in deinem Haus:

- Auf die Fensterbank außen oder Terrasse/Balkon (Heuschnupfen)
- Auf das Bücherregal innen (Hausstaub)
- Aufs Federbett (Federn)
- Auf den Teppichboden (Chemikalien).

Nun nimmst du die einzelnen Tesafilmstücke, klebst sie auf vier unterschiedliche Zettel und testest diese aus. Der Zettel, der den stärksten Ausschlag hat, Vektor 7-8, ist am schädlichsten für dich. Weiter mit Vektor 5-6 sind auch behandlungsbedürftig. Vektor 4 und weniger ist noch im Bereich der Selbstregulation. Bei Vektor 1 besteht kein Problem. Durch Übertragen der Information auf Wasser kannst du die Allergie überwinden[62].

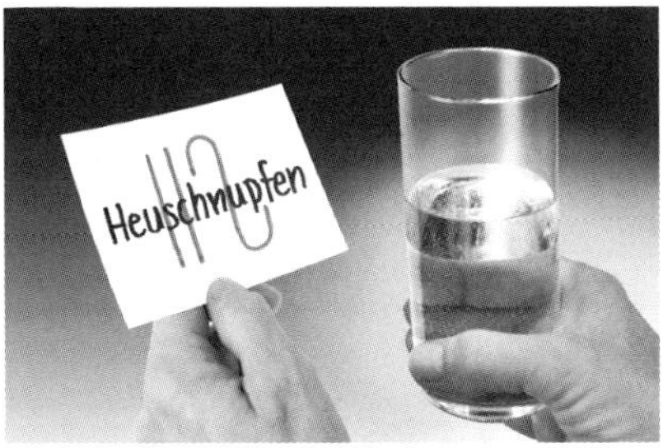

62 Mehr darüber im Buch „Gesunde Entgiftung mit Zeichen“

Ungeziefer sanft umsiedeln

Auszug aus dem Buch: „Heilen mit Zeichen für Tiere“, Nymphenburger Verlag

Ameisen Grenzen setzen

Als ich im Spätsommer in meinem Gemüsegarten Feldsalat säen wollte, stellte ich fest, dass unter den Steinplatten Ameisennester waren. Das war recht unangenehm, da sie sofort meine Beine hochgekrabbelt sind. Ich nahm also die Platten hoch und legte einen Zettel unter jede Platte mit der Information „Ameisen“ und dem Zeichen Zwei-Strich-Sinus. Die Zettel hatte ich in eine durchsichtige Plastikhülle gelegt,so dass sie die Feuchtigkeit des Bodens nicht annahmen.Nach einer Woche bin ich wieder in den Garten gegangen und war überrascht, dass keine Ameisen an meinen Beinen hochliefen. Also hob ich eine Steinplatte hoch und stellte fest, dass die Ameisen in so kurzer Zeit umgesiedelt waren. Eine ähnliche Erfahrung machte ich, als ich im Frühjahr in Chile war. Meine Gastgeberin berichtete mir, dass es ein Übermaß an Ameisen gäbe. In der Tat gab es rund um den Brotkasten sehr viele Ameisen. Ich testete, wie viele Zettel ich anfertigen sollte, mit welchem Zeichen auf das Wort „Ameisen“ und wo ich sie platzieren sollte. In diesem Fall waren es zwei Zettel mit Zwei-Strich-Sinus, die ich an zwei verschiedene Stellen legte. Im Nachhinein stellte ich fest, dass an der einen Stelle die Ameisen durch eine Ritze in den Raum gekommen waren. Den anderen Zettel legte ich direkt vor den Brotkasten. Nach ca. drei Stunden war die Küchenablage komplett frei von Ameisen.Obwohl ich die Zeichen schon so lange anwende und ich so viele Erfolge gesehen habe, bringt mich die Anwendung immer wieder zum Staunen.

Fall 41 „Ameisen loswerden"[63]: *Fast jährlich wiederkehrend zieht sich eine Ameisenstraße durch unsere Küche. Seit ich die Heilzeichen kenne, teste ich aus, wie viele Zettel mit dem Wort „Ameisen" und welche Umkehrzeichen gebraucht werden. Dann lege ich die entsprechende Anzahl Zettel auf der Ameisenstraße aus. Man kann fast sehen, wie die Ameisen nervös und immer weniger werden. Einige Stunden später sind keine Ameisen mehr vorhanden. Wenn man jedoch die Zettel zu früh wieder entfernt, kommen die Ameisen sofort wieder. Daher sollte auch die Dauer ausgetestet werden. Wie gut, dass Ameisen „lesen können".*

Mücken fernhalten

Eine meiner Dozentinnen erzählte, dass sie um das Bett herum Zettel liegen hat mit der Information „Insektenfreie, Schnakenfreie Zone Schlafbereich" mit Ypsilon und somit von den Mücken, die im Raum sind, nicht gestochen wird. Als die Zettel beim Aufräumen verlegt wurden, wurde sie direkt gestochen.

Fall 42 Mücken ade!"[64]: *Seit Jahren arbeite ich immer wieder auf unterschiedliche Weise am Thema Mücken, da ich früher extrem oft gestochen wurde. Zuerst bemalte ich meine Stiche, später legte ich im Schlafzimmer Zettel mit dem Wort Mücken und Umkehrzeichen aus. Dann machte ich mir auch gegen die Mückenstiche Wasserübertragungen, ich erschuf mir zu Hause mit Hilfe von Informationen mückenfreie Zonen und zuletzt prägte ich auch noch Informationen in meine Aura. Kurz gesagt, ich zog alle Register. Und ich teste im Sommer immer wieder alles nach. Das Fazit ist, dass ich heute kaum mehr gestochen werde und wenn ich eine Mücke dabei ertappe, wie sie mich sticht, zeigt mein Körper keine Reaktion mehr. Ich kann den Sommer nun in vollen Zügen genießen.*

63 Regina Überrück
64 Felicitas Sperr-Burger

Blattläuse loswerden

Fall 43 „Blattläuse"[65]: *Die wunderschöne große Hibiskus-Pflanze meiner Mutter warvon Blattläusen übersät, was ihr sehr zu schaffen machte. Sie probierte alles aus, bis hin zu giftigen Schädlingsbekämpfungsmitteln, aber nichts half. Als ich ein Foto von der Pflanze machteund mit den Zeichen versetzte (Zwei-Strich-Sinus), dauerte es noch eine Weile, bis alle Blattläuse verschwunden waren. In dieser Zeit hat meine Mutter eine Sprühflasche, auf der ich„Blattläuse" mit Zwei-Strich-Sinus geschrieben hatte, täglich mit Wasser gefüllt und die Pflanze damit besprüht. Seit mehreren Monaten erfreut sich der Hibiskus bester Gesundheit und beschenkt uns mit reichlichen wunderschönen Blüten.*

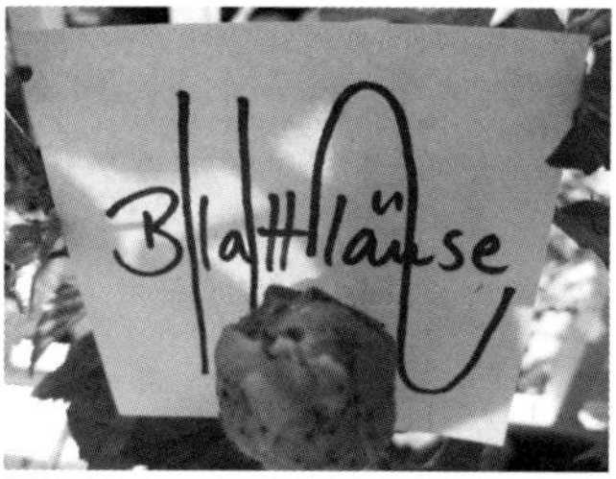

Wespenfrei frühstücken

Wespen am Frühstückstisch lassen sich im Zaum halten mit einem Zettel mit der Information „Wespen" und Zwei-Strich-Sinus. Dieser Zettel wird auf den Tisch gelegt. Wenn es viele Wespen sind, brauchen wir mehrere Zettel. Ein Zettel mit dieser Information erzeugteine Schwingung, die den Wespen unangenehm ist. Sie fühlen sich dort nicht wohl und gehen.

Fall 44 „Wespenstich"[66]: *Bei einer Wanderung wurde ein Mädchen von einer Wespe in den Unterarm gestochen. Es war nicht ihr erster*

65 Layena Bassols Rheinfelder
66 Norbert Sand

Wespenstich und sie hatte kein weiteres Problem damit (mit den Schmerzen kam sie gut klar). Nach etwa einer halben Stunde war allerdings der Arm stark angeschwollen. Die Schwellung breitete sich aus und die Rötung zog den Arm hoch. Nach Testung brachte ich einen Querstrich zur Eindämmung in Verlaufsrichtung an und Zwei-Strich Sinus auf das Zentrum der Schwellung (war nicht an der Einstichstelle). Nach etwa einer Viertelstunde war die Schwellung deutlich zurückgegangen und nahm weiter ab. Grundsätzlich habe ich auch sehr gute Erfahrung damit, auf Stichstellen von Stechmücken einen Sinus aufzuzeichnen. Bei den meisten Leuten nimmt das Jucken sehr schnell ab oder verschwindet komplett.

Marderstopp

Fall 45 „Marder am Auto“[67]: *Als mein Auto von einem Marder heimgesucht wurde, habe ich das Auto fotografiert und auf die Fotos das Wort „Marder“und Zwei-Strich-Sinus gemalt. Seitdem sind keine weiteren Spuren des Marders gesichtet worden.*

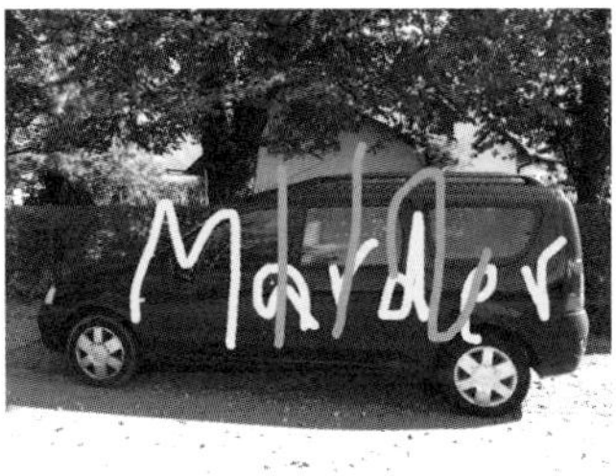

67 Layena Bassols Rheinfelder

„Deine wahre Natur ist es, glücklich zu sein;
es ist daher nicht falsch,
nach diesem Zustand zu streben.
Falsch ist nur,
das Glück außen zu suchen,
denn es ist innen.“
Sri Ramana Maharshi

Verschiedene Testmöglichkeiten

Grundsätzlich gibt es drei verschiedene Testmöglichkeiten, die gut zu unterscheiden sind:

1. Resonanztest

Hier wird nach dem Vektorenkreis getestet. Das bedeutet, dass ein positiver Ausschlag den Vektor 1 darstellt. Egal, ob ich jetzt einen Apfel in der Hand halte oder das Wort „Apfel“ spreche oder lese, bedeutet es, dass ich mit dem Apfel kein Problem habe, da die Schwingung des Apfels mit meiner eigenen Schwingung in Einklang steht. Genauso wäre das der Fall, wenn ich statt eines Apfels, z.B. das Wort „Bronchitis“ sage. Ein positiver Ausschlag heißt, ich habe kein Problem mit „Bronchitis“. Durch diesen Test kann ich sofort das passende geometrische Zeichen erhalten, eines der acht verschiedenen Abstufungen. Ein Vektor 2-4 bedeutet, dass wir uns im Bereich der Selbstregulation befinden. Ab Vektor 5 ist Behandlungsbedarf. Vektor 6-8 bedeutet, dass die Schwingung stark aus der Ordnung gefallen ist. Ein Vektor 9 ist die Potenzierung des Vektors 1, also kein Handlungsbedarf.

2. Ja-Nein-Test

Beim Ja-Nein-Test wird eine Frage gestellt. Z.B. „Habe ich Bronchitis?“ In diesem Fall heißt ein positiver Ausschlag (Vektor 1) „Ja“. Jetzt erfrage ich mir das Zeichen, um mir ein Heilmittel für Bronchitis herzustellen. Ein Vektor 5 heißt kein Handlungsbedarf. Um weiter vorzugehen, muss ich einen Resonanztest vornehmen, daher empfehle ich immer sofort auf Resonanz zu testen, außer:

- Bei Zeiträumen: Wenn ich die Zeit austeste, wie lange ein Zeichen gemalt oder ein Heilwasser hergestellt werden soll
- Bei Zusammenhängen: wie z.B. „Hat die Neurodermitis mit der Milchallergie zu tun?“, etc.
- Bei Prioritäten: Soll erst das Amalgam ausgeleitet oder die Allergie behandelt werden?

3. Beziehungstest

Hier kann ich feststellen, ob die Information im Wasser ist. Dazu halte ich die Rute zwischen dem Zettel, auf dem die Information steht, und dem Glas Wasser und schaue, ob eine Verbindung da ist, d.h. ob sich die Rute vom Zettel zum Glas bewegt und umgekehrt. Sollte die Rute eine trennende Bewegung machen, ist die Information nicht enthalten.

Verantwortungsvoll mit den Zeichen umgehen

Umkehrzeichen drehen die Schwingung um und machen Unverträgliches verträglich und umgekehrt. Wenn ein Sinus zu lange auf dem Körper bleibt, kann es zu Problemen kommen. Auch das Ypsilon oder ein Strich dürfen nicht unbegrenzt eingesetzt bleiben. Deshalb gilt immer:

Erst testen – dann malen – dann nachtesten

Teste vor allem auch den Zeitraum aus, wie lange die Zeichen auf der Haut bleiben oder Umschreibungen auf Wasser gemacht werden sollen. Beachte auch, dass der ausgetestete Zeitabschnitt sich manchmal verändern kann. Das Leben ist nun mal ein dynamischer Prozess. Wenn die Person nach der Behandlung noch weitere Schritte in Richtung Heilung unternimmt, wie Massagen, Tibetan Pulsing Healing, etc., aber auch, wenn sie z.B. einen Streit mit ihrem Chef hat, kann es sein, dass sich die Dauer ändert und die Zeichen nicht mehr stimmig sind und verändert werden müssen. Speziell Zeichen, die direkt auf die Organe oder die Wirbelsäule gemalt wurden, können dann Beschwerden verursachen.

Um das zu verhindern, gebe ich der Person immer schriftlich mit, was ich bemalt habe. Ich teile ihr auch mit, dass sie immer jederzeit die Zeichen entfernen kann, wenn sie intuitiv spürt, dass dies das Richtige ist. Ich biete ihr auch an, mich vorher anzurufen, so dass wir am Telefon die Zeichen nachtesten. Ich bleibe also telefonisch in Kontakt mit meinem Patienten und gebe ihm zugleich die Verantwortung, auf die Zeichen aufzupassen.

Hier gilt nicht: „Der Doktor hat gesagt...", sondern es gilt: „Wie fühlt es sich für dich an?" Nur wenn die Antwort „ja, gut" ist, dann sollte man genauso weitermachen. Erstverschlimmerungen wie bei der klassischen Homöopathie gibt es bei der PraNeoHom selten. Eine Verschlimmerung kann auftreten, wenn ein Zeichen zu lange gemalt oder eine Wasserübertragung zu lange durchgeführt wird. Doch sobald in dem Fall der Prozess gestoppt wird, verschwinden die Symptome. So etwas ist nicht gefährlich, aber unangenehm, deshalb solltest du sorgfältig nachtesten.

Zeichen können entfernt werden, wenn es zu Verschlimmerung kommt. Auf jeden Fall nachtesten, ob das Zeichen die Ursache der Verschlimmerung ist.

„Das Wort „Meditation“ und das Wort „Medizin“
stammen beide aus derselben Wurzel.
Medizin betrifft die körperliche Heilung,
und Meditation betrifft die spirituelle Heilung.
Beide sind heilende Kräfte.“
Osho

„Jeder trägt die Heilquelle in sich“

Krankheitsbilder von A bis Z

Einführung

Bei allen Krankheitsbildern können die drei grundlegenden Bausteine jeder PraNeoHom-Anwendung angewendet werden:

- Zeichen auf den Körper malen
- Informationsumschreibung auf Wasser
- Energiebalance: Akupunkturpunkte bemalen[68]

Zusätzliche Anwendungen der PraNeoHom sind:

- Narbenentstörung
- Finden des Urtraumas im Psychomeridian[69]
- Unterstützung mit Farben und Tönen
- Aura- und Chakrabalance
- Ungesunde Glaubensätze umschreiben
- Geopathie und Elektrosmog untersuchen

68 Beschrieben im Buch „Gesund mit Zeichen auf Akupunkturpunkten“
69 Beschrieben im E-Book „Psychomeridian“ https://praneohom.de/ebooks/

- Ausleitung von Mykosen und Schwermetallen[70]
- Unverträglichkeiten und Allergien umschreiben
- Hormonbalance

In diesem Kapitel stelle ich ergänzende Heilimpulse zu einigen gängigen Krankheitsbildern vor, die ausgetestet werden können.

Bewegungsapparat

Rückenbeschwerden

Für den Rücken gibt es zahlreiche Bemalungsmöglichkeiten. Unter anderem:

- Das Doppelypsilon[71] besonders bei Ischiasschmerz in zwei verschiedenen Farben. Teste welche Farbe wohin gemalt werden soll.
- Ein Strich, senkrecht oder waagrecht
- Die Umkehrform Sinus mittig oder seitlich.

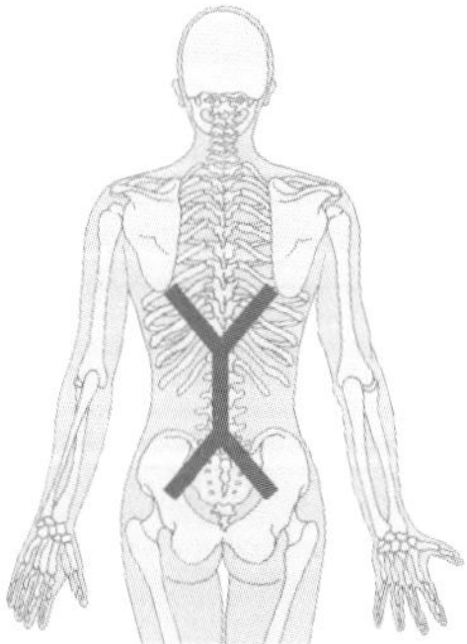

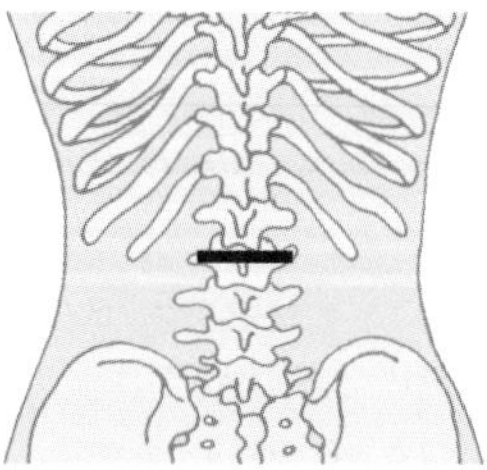

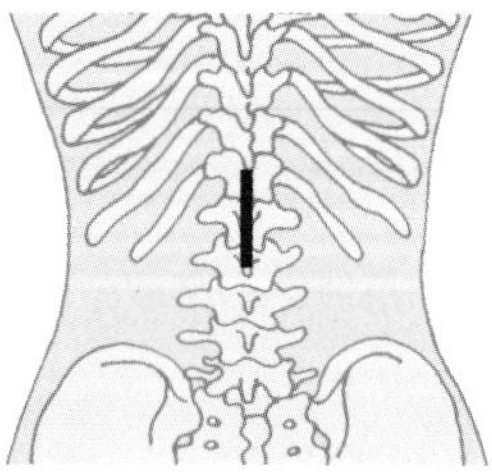

70 Beschrieben im Buch „Gesunde Entgiftung mit Zeichen"
71 Von Diethard Stelzl, „Heilen mit kosmischen Symbolen", Schirner Verlag

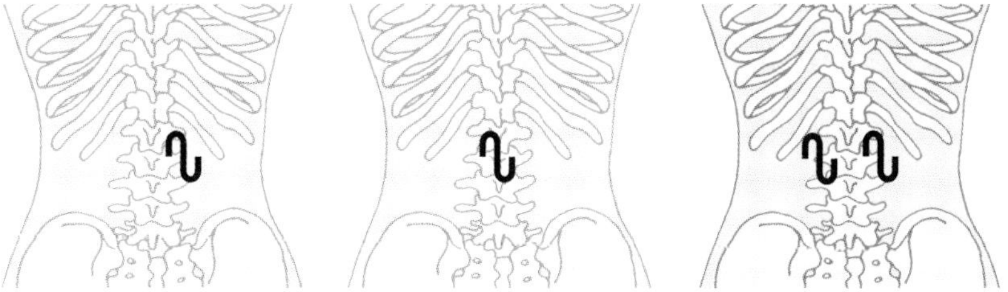

- Manchmal stehen Rückenschmerzen mit einer Milchunverträglichkeit in Verbindung.
- Wichtig ist ausreichende Bewegung. Ich empfehle die Fünf Tibeter, spezielle Übungen zur Mobilisation der gesamten Wirbelsäule.

Fall 46 „Bandscheibenvorfall"[72]: *Eine Patientin klagte über starke Schmerzen an der Halswirbelsäule, die sie seit mehreren Tagen hatte. Eine Stunde vor meinem Termin war sie beim Orthopäden, der einen Bandscheibenvorfall zwischen dem 3. und 4. Halswirbel mittels Röntgen und MRT Bildern diagnostizierte und zur Operation geraten hatte. Wegen der starken Nebenwirkungen bei den verordneten Schmerzmitteln verzichtete sie darauf. Ich schlug vor, mit Zeichen zu arbeiten. Ich teste mit meiner Rute folgendes aus: Energiebalance, Zeichen auf die MRT-Bilder (Strich senkrecht auf den Bandscheibenvorfall). Zusätzlich verschrieb ich Ihr eine Wasserübertragung mit der Information „Bandscheibenvorfall, starke Schmerzen" mit Zwei-Strich-Sinus, die sie drei Tage 3xtäglich durchführen sollte. Nach neun Tagen war sie völlig schmerzfrei.*

Fall 47 „Wirbelsäule – Schmerzen und Verspannungen"[73]: *Meine erste Erfahrung mit der Wirkweise von PraNeoHom hatte ich am Abend nach dem ersten Basiskurs. Mein Mann klagte bereits seit 3 Wochen immer wieder über Schmerzen im BWS- und HWS-Bereich, hatte aber keine Zeit gefunden, zum Arzt zu gehen. Am Abend, als ich vom*

72 Jenny Farousi
73 Andreàna Fischer

Kurs begeistert heimkam, und er mir wieder sagte, dass er so starke Verspannungen und Schmerzen habe, fragte ich ihn, ob er PraNeoHom ausprobieren möchte. Ich testete seine WS, ebenso rechts und links davon, von oben nach unten, und es zeigten sich als belastet der 3. Halswirbel, der 10. und 11. Brustwirbel sowie rechts neben dem 10. Brustwirbel. Ich malte die ausgetesteten Zeichen direkt auf die betroffenen Stellen mit einem Filzstift auf. Ebenso testete ich aus, ob eine Wasserübertragung notwendig sei. Dabei testete eine berufliche Situation mit Sinus. Bereits am nächsten Tag waren die Beschwerden leichter und 3 Tage später waren sie weg. Das hat uns beide überrascht und motivierte mich sehr.

Fall 48 „Handwerker – Bandscheibenvorfall und MRT“[74]: *Ein Handwerker reparierte den Wasserhahn in meiner Küche und klagte beim Bücken über starke Rückenschmerzen, wobei er kaum in die Hocke gehen konnte, um unter der Spüle zu arbeiten. Ich erklärte ihm aufgrund der unterbrochenen Wasserleitung in der Küche, wie die Energieleitungen (Meridiane) im Körper funktionieren und wie ich repariere bzw. die Energie wieder ins Fließen bringe. Daraufhin bat er mich, ob ich ihm helfen könnte. Sein Rücken und Hals waren stark verspannt und er hatte starke Rückenschmerzen. Ich testete vom Wirbelsäulenansatz am Kopf bis zum Steißbein. Dabei zeigten sich links seitlich vom 1. Halswirbel ein Sinus und am 5. Halswirbel ein Zwei-Strich-Sinus. Der Mann war überrascht, da er dort keine Schmerzen hätte. Beim weiteren Überprüfen der Wirbelsäule zeigten sich im Brustwirbel-Bereich der 8. und 10. Wirbel und im Lendenwirbel-Bereich der 3. Wirbel. Der Handwerker erwähnte, dass er am nächsten Tag einen MRT-Termin habe. Ich malte die ausgetesteten Zeichen mit einem gelben Stift auf, so würden sie bei der Untersuchung nicht auffallen.*

Eine Woche später kam er zur Behandlung und berichtete mir, was sich im MRT gezeigt hatte. Wie vermutet, hatte er im Brustwirbel-

74 Andreàna Fischer

säulen-Bereich einen Bandscheibenvorfall. Das MRT zeigte aber auch, dass sich im Halswirbelsäulen-Bereich – was ich ausgetestet hatte – ein Bandscheibenvorfall anbahnte, die Wirbel waren erkennbar verschoben. Einen Tag nach Beginn meiner Behandlung – am Tag der MRT-Untersuchung – ging es ihm schon spürbar besser, obwohl er „nur" Zeichen aufgemalt bekommen hatte. Diese sollte er über 8 Tage immer wieder nachmalen (lassen). Er musste nicht operiert werden und konnte sich nach 14 Tagen wieder normal bewegen, ohne in eine Schonhaltung gehen zu müssen.

Gelenke

- Zeichen direkt auf das Gelenk malen und eine Wasserübertragung vornehmen. Dabei hat sich neben den Umkehrzeichen auch das Kreuz bewährt.

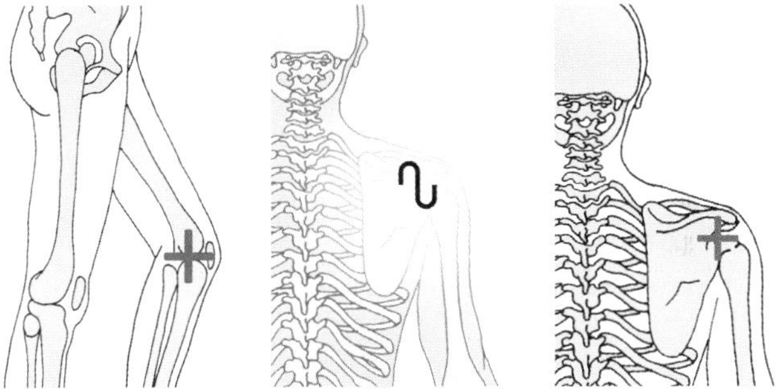

Weiter hilfreich für die Gelenke:

- Umschläge aus Beinwellwurzel (Symphytum officinale). Dazu wird die Wurzel in Pulverform oder kleinen Stücken mit etwas Wasser aufgekocht und dann so heiß wie möglich in einer Mullbinde um die betroffene Stelle gelegt und dicht verbunden. Über Nacht darauf lassen und den Vorgang wiederholen bis eine Besserung eintritt.
- Johanniskrautöl Packungen, dabei nicht zu sparsam sein.

- Weihrauchtabletten, (Boswelia serrata) über einen längeren Zeitraum eingenommen, haben sich bewährt. Der Zeitraum der Einnahme sollte mindestens einen Monat betragen.
- Auf Zucker verzichten!

Fall 49 „Kniegelenke“[75]: *Ein Freund litt an starken Knieschmerzen, so dass er nicht mehr ohne Kniestützen tanzen konnte. Nachdem er ein paar Monate komplett auf Zucker und Honig verzichtet hat (auch auf Senf, Ketchup, Salatsoßen, etc., die Zucker enthalten), waren die Schmerzen komplett verschwunden und er konnte wieder frei Sport treiben.*

Fall 50 „Gelenkschmerzen“[76]: *Eine Teilnehmerin im Workshop klagte über Schmerzen in beiden Ellbogen und in den Kniegelenken. Aus Zeitmangel wurden nur die Ellbogen getestet und die Teilnehmerin gebeten, die Kniegelenke dann nach dem Workshop von einer anderen Teilnehmerin testen und bemalen zu lassen. Die Ellbogen wurden mit dem Umkehrzeichen Zwei-Strich-Sinus an der getesteten Stelle bemalt, und die Zeit, wie lange sie die Zeichen auf den Ellbogen lassen sollte, wurde ebenfalls mit der Einhandrute bestimmt. Am nächsten Tag bestätigte die Teilnehmerin die Wirksamkeit der Zeichen voller Begeisterung. Die Schmerzen an den Ellbogen waren völlig verschwunden, die Schmerzen in den Kniegelenken aber noch vorhanden. Sie hatte vergessen, eine Teilnehmerin zu bitten, das passende Zeichen auszutesten und die Kniegelenke waren unbehandelt geblieben.*

Fall 51 „Schulterschmerzen“[77]: *Nach einem Vortrag meldete sich ein junger Mann, seines Zeichens Maurermeister, und klagte über wochenlange, unerklärliche Schmerzen in der rechten Schulter, die auch in der Nacht am Wüten wären. Der Arzt habe ihm nach dem Röntgen*

75 Layena Bassols Rheinfelder
76 Elisabeth Bond
77 Johanna Gräf-Petzoldt

Schmerzmittel und eine Salbe verschrieben, leider ohne Wirkung. Ich testete bei seiner Schulter mit der Einhandrute einen Vektor 8, schrieb auf einen Zettel die Information „Rechte Schulter" und malte Drei-Strich-Sinus drauf. Anschließend übertrug er die Information auf Wasser, roch dran und trank schluckweise das informierte und strukturierte Wasser. Nun testete ich die Dauer: Vier Tage einmal täglich. Am dritten Tag rief er an und berichtete, dass er in der ersten Nacht bereits besser schlafen konnte, am nächsten Tag „schmolzen" die Schmerzen weg, wie der Schnee wegschmilzt. Es folgte noch eine Wasserübertragung mit einem Sinus für einen Tag. Bis heute ist seine Schulter gesund und beschwerdefrei.

Arthrose / Arthritis

Wo bin ich steif und unflexibel in meinem Leben?

- Lebensmittel austesten, um Allergien und Unverträglichkeiten auszuschließen.
- Schwermetallbelastung ausschließen, auch im Nervensystem durch Gabe von Koriander testen und falls vorhanden, mit Vorsicht ausleiten[78].
- Säure/Basen Gleichgewicht herstellen mit z.B. Basenpulver
- Stollen-Therapie: Einmal im Jahr in einen Salzstollen gehen
- Homöopathisches Mittel austesten. Hauptmittel sind: Apis, Bryonia, Medorrhinum, Lac caninum, Arnica, Aurum, Berberis, Pulsatilla, Caulophyllum oder Causticum.

Fall 52 „Sehnenverletzung"[79]: *Meine Freundin Neeru beschreibt ihre Schulterheilung folgendermaßen: „Ich konnte den Arm nicht mehr bewegen, weil ich mit der Schulter rückwärts auf den Rand der Ba-*

78 Die Ausleitung wird im folgenden Buch beschrieben: „Gesunde Entgiftung mit Zeichen"
79 Layena Bassols Rheinfelder

dewanne gestürzt war. Es passierte auf einer Reise in Spanien, als ich im Waschbecken den Fuß waschen wollte. Dabei haben sich die Sehnen durchtrennt, wie es später auf dem MRT-Bild ersichtlich wurde. Die Orthopäden wollten operieren und ich fragte sie, was sie denn operieren wollten, wo doch die Sehnen nicht mehr existierten und sie meinten, sie würden das dann bei der Operation sehen. Ich malte zwei Strich Sinus auf die Schulter und langsam übernahmen die Muskeln den Job der Sehnen. Jetzt ist alles bestens ohne Operation."

Tennisarm oder Epykondylitis

Entzündliche oder degenerative Veränderung des Epykondylus, meistens durch Überbeanspruchung im Beruf oder Sport mit heftigem Druckschmerz.

- Zeichen direkt auf das Gelenk malen und eine Wasserübertragung vornehmen.
- Perfektionismus, Dogmatismus, Ellenbogentypen
- Folgende Meridianpunkte besonders beachten: Herz, Dickdarm, Dünndarm und Kreislauf-Sexus
- Atlas – Blockierung, HWS oder 1. Rippe. Wenn es der Fall ist, Zeichen auf die WS malen oder Osteopathie, Chiropraktik oder Dornmethode anwenden.
- Amalgambelastung ausschließen.
- Zähne, Weisheitszahn testen.
- Dickdarmflora optimieren, Säure-Basen-Gleichgewicht überprüfen, PH-Wert testen, Basenpulver geben.
- Mykosen testen und ausleiten.
- Allergien und Unverträglichkeiten ausschließen. Sie können die Gelenke belasten.
- Die wichtigsten homöopathischen Mittel sind Rhododendron, Ledum palustre, Thuja und Medorrhinum.

Fall 53 „Sehnen/Bänderriss an der Schulter, Heilung ohne Operation“[80]: *Eine 69-jährige Patientin, hatte sich eine Schulterverletzung während eines Tennisspiels im Mai 2016 zugezogen. Die Diagnose lautete nach Arzttermin mit Röntgen, Ultraschall und MRT-Aufnahmen: Kompletter Riss der Supraspinatussehne und der Bicepssehne und Faserrisse der Infraspinatussehne. Zwei unterschiedliche Orthopäden rieten ihr zur sofortigen Operation, doch sie wollte erst alles andere versuchen.*

Sie kam zu mir mit allen Röntgen- und MRT-Aufnahmen. Ich testete alle nötigen Punkte durch und dann noch ganz genau die Schulter, den Arm und die Hand. Ich bemalte mehrere Punkte direkt am Körper, sowie auch im Schulter-Armbereich mit Zwei-Strich-Sinus, Ein-Strich-Sinus und Sinus. Auch auf die mitgebrachten Aufnahmen malte ich Zeichen.

Außerdem schrieb ich ihr eine Wasserübertragung auf einen Zettel mit den Worten „Bänderriss Schulter“ mit Zwei-Strich-Sinus, die sie anfangs dreimal täglich für zehn Tage machte. Bei meinen späteren Testungen schrieb ich ihr die Wasserübertragung mit Ein-Strich-Sinus, Sinus und nach ca. sechs Wochen konnten wir die Wasserübertragung positiv formulieren. Das heißt ich habe ihr eine Wasserübertragung geschrieben mit: „Bewegliche, kraftvolle und schmerzfreie Schulter“ mit Ypsilon. Am Körper und auch auf den Bildern testete und umschrieb ich die Zeichen immer wieder neu. Anfangs alle paar Tage und nach einem Monat wöchentlich.

Im Oktober 2016 spielte sie zum ersten Mal wieder Tennis, was ihr bis heute September 2017 wieder ganz normal und schmerzfrei gelingt. Dieser Zustand kam durch die Zeichen und die Cranio-Sacral-Therapie, ohne weitere Therapien und auch ohne Medikamente. Meine Patientin ist überglücklich.

80 Jenny Farousi

Fall 54 „Bänderdehnung"[81]: *Eine 25-jährige Frau hatte eine ausgeprägte Außenbanddehnung im Sprunggelenk nach diversem Umknicken beim Basketball. Der Fuß war stark geschwollen, so dass sie kaum laufen konnte. Sie hatte eine Reise unmittelbar vor sich. Eine Bandage stabilisierte den Fuß. Aufgrund der Schwellung passte jedoch kein Schuh und das Laufen war sehr schmerzhaft. Die Austestung entlang der Sehnen und Bänder des Fußes und des Sprunggelenkes mittels der Einhandrute zeigte fast 20 Punkte, die mit Sinus und Zwei-Strich-Sinus bemalt wurden. Aufgrund der Abreise konnte sie nicht wiederholt vorstellig werden. In wieweit ein Nachmalen der Zeichen notwendig war, wurde jedoch zweimal täglich energetisch im Rahmen eines Telefonates geprüft. Am nächsten Tag waren die Schmerzen, nach zwei Tagen die Schwellung soweit abgeklungen, dass die Bandage ihre Arbeit verrichten konnte.*

Erkältungskrankheiten

Heilmittel sind Echinacea, Cystus, Zink, Enzyme, kolloidales Silber, Himalaya Septilin (Kräuter aus Indien).

Nase: Schnupfen, Nebenhöhlen

- Zeichen direkt auf Stirn-, Nebenhöhlen, Nase, Hals oder Brustkorb malen und eine Wasserübertragung vornehmen.

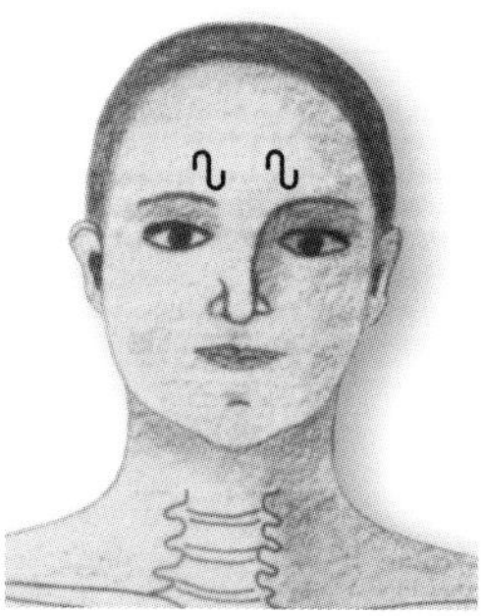
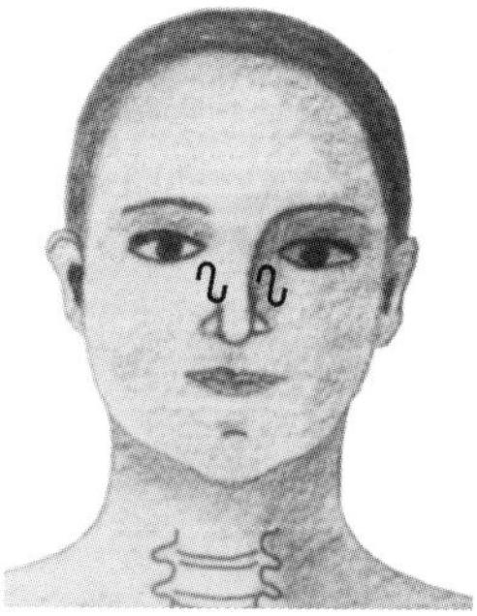

81 Stefan Guhr

- Themen der Meridiane Dickdarm-Lunge: Was oder wen kann ich nicht mehr riechen? Wovon habe ich die Nase voll? Was erlaube ich mir nicht zu fühlen? Was gestehe ich mir nicht zu? Oft empfinden die Betroffenen Druck von Menschen, die in ihrer Nähe sind.
- Homöopathisch Kalium bichromicum austesten.
- Allergien und Lebensmittelunverträglichkeiten testen, vor allem Milch und Milchprodukte. Aber auch Hausstaub, Zugluft und Feuchtigkeit. Für das Letztere ist das klassische homöopathische Mittel Dulcamara.
- Nosode aus dem Gebrauchten herstellen.

Halsschmerzen und Mandelentzündung

Homöopathische Mittel sind: Lachesis, Ignatia amara, Natrium muriaticum, Barium carbonicum, Belladona, Lac caninum

- Propolis, Honig, Zwiebelwickel
- Zeichen auf den Hals malen

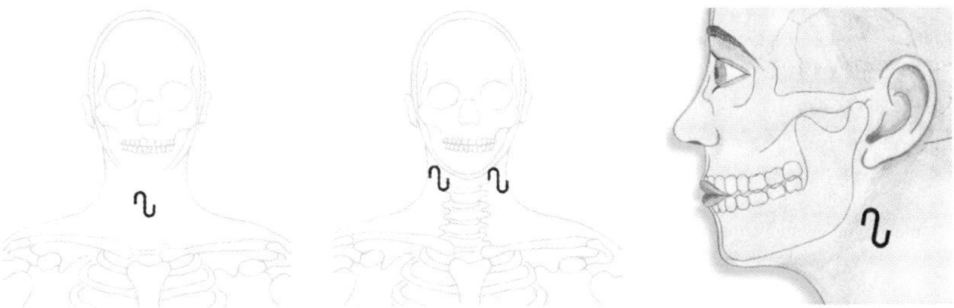

Fall 55 „Beginnende Erkältung“[82]: *Eine 49-jährige Kollegin fragt um Hilfe. Grund: Sie fühlt eine beginnende Erkältung mit Halsschmerzen. Die Testung ergab: Keine Medikamente einnehmen, kein Aufmalen von Zeichen auf den Körper, sondern Wasserübertragung mit „Halsschmerzen“ und Sinus, drei- bis fünfmal täglich trinken. Nach eini-*

82 Angelika Platzer

gen Tagen berichtete sie, dass die Halsschmerzen gleich nach dem zweiten Wasserglas aufhörten und sie keine weiteren Krankheitssymptome, wie sonst immer üblich, bekam.

Lungen und Bronchien, Husten

Die Lungen und Bronchien brauchen viel Raum und ertragen keinen Druck. Wo stellst du dich unter Druck, etwas Bestimmtes zu erreichen? Oder lässt du dich von Anderen unter Druck setzen? Kannst du den Druck abbauen und wirst auch so angenommen und geliebt?

Es gibt verschiedene Möglichkeiten der Bemalung bei Bronchitis. Hier die Häufigsten:

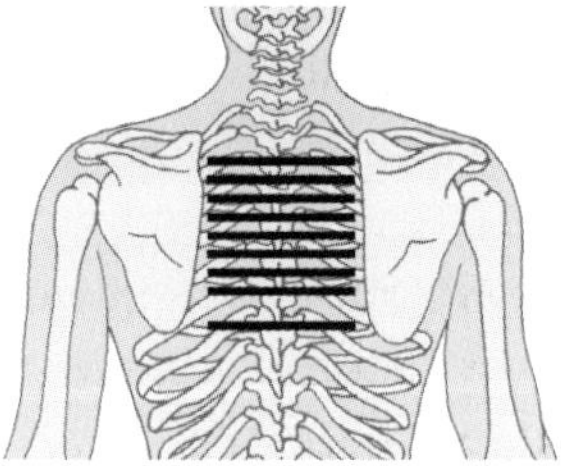

8 + 1 Striche auf den Rücken löst trockenen Husten

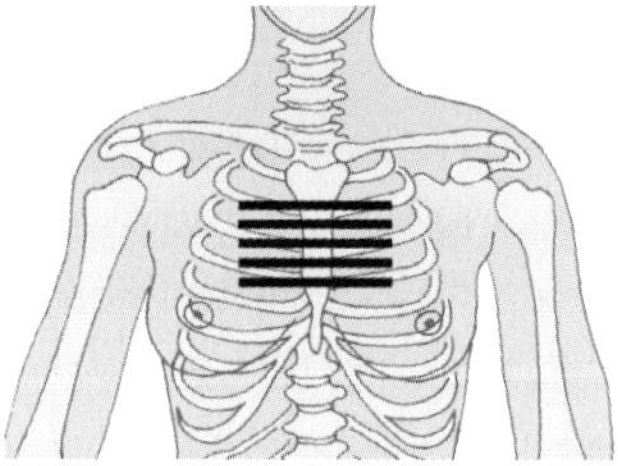

5 parallele Striche oder ein Sinus kehrt um

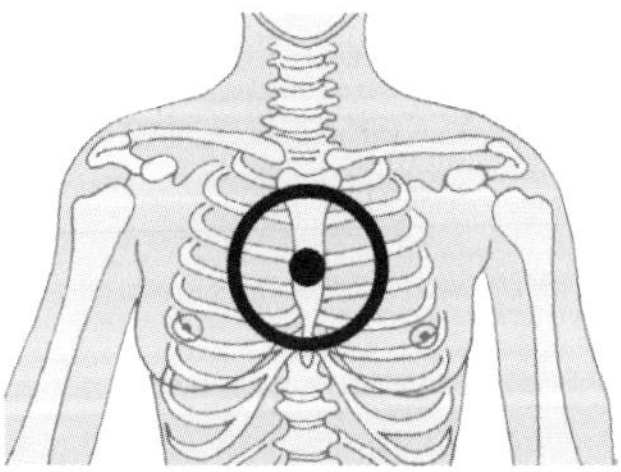

Sonnenzeichen harmonisiert

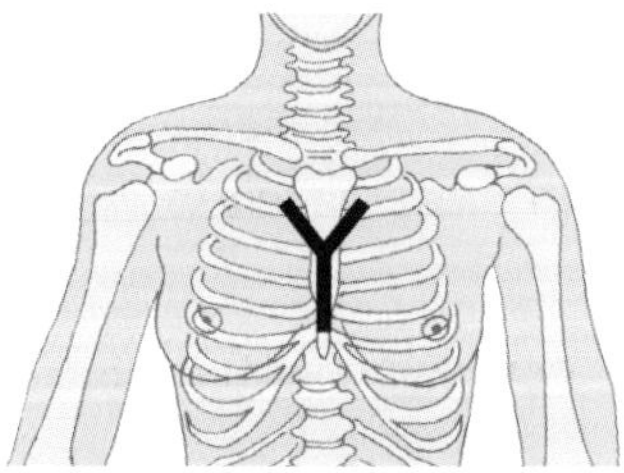

Ypsilon bringt in Fluß

- Wichtig ist es abzuklären, ob es sich um eine allergische, toxische oder entzündliche Ursache handelt. Auch kann es sich um einen Mykosebefall handeln.

- Toxine und Chemikalien können sein: Druckerstaub, Haarfärbemittel, Kunststoffe, Plüschtiere, Textilien, die Reinigung von Textilien, Teppichböden oder Kleber, Holzschutzmittel, Putzmittel, etc.
- Husten kann auch auftreten aufgrund von Elektrosmog oder Erdstrahlen.
- Homöopathische Mittel gibt es reichliche zum Austesten: Aconitum, Belladonna atropa, Bryonia alba, Calcium carbonicum, Causticum hahnemani, Cuprum metallicum, Drosera, Ferrum phosphoricum, Ferrum metallicum, Hepar sulfuricum, Hyoscyamus niger, Kalium bichromicum, Lycopodium, Mercurius solubilis, Medorrhinum, Pulsatilla, Rhus toxicodendron, Sepia officinalis, Tuberculinum bovinum.
- Weitere Heilmittel sind Ubichinon (Coenzym Q10), ätherische Öle zum Einnehmen oder Inhalieren (Anisöl, Eukalyptusöl, Fenchelöl, Fichtennadelöl, Latschenkiefernöl, Minz- oder Pfefferminzöl, Thymianöl), Honig, Propolis.

Fall 56 „Ursache des Hustens austesten“[83]: *Ein Patient kam mit seinem kleinen 3-jährigen Sohn in meine Praxis, der seit Jahren an einem hartnäckigen Husten litt. Medikamente hätten nicht geholfen. Nach genauer Austestung stellte sich heraus, dass der Husten vom Teppichboden kam. Glücklicherweise zog die Familie in den nächsten Monaten um, so dass der Husten schnell heilen konnte. Daraufhin besuchte der Vater meine Seminare, um in Zukunft selbst für seinen Sohn Unverträglichkeiten austesten zu können.*

Bei Husten: Acht und eins (81)

Die Strichkombination, bestehend aus acht parallelen Strichen und einem versetzten Strich, findet Anwendung bei Bronchitis, wenn der Husten festsitzt und dient dem Lockern. Dazu werden auf den Rücken zwischen den Schulterblättern acht waagrechte Striche im

83 Layena Bassols Rheinfelder

gleichen Abstand und ein weiterer waagrechter Strich etwas versetzt gemalt, sodass das Ganze ein Quadrat bildet. Bitte auch die alternativen Zeichen bei Husten testen, die vorne auf den Brustkorb gemalt werden: Fünf parallele Striche, das Sonnenzeichen, ein Ypsilon oder ein 2-Strich-Sinus.

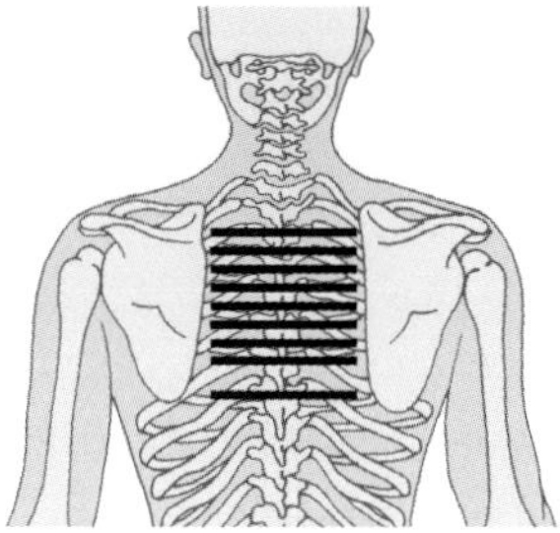

Bei Bronchitis 8 + 1 Striche auf den Rücken zwischen den Schulterblättern malen

Weitere Indikationen für dieses Zeichen sind:

- Beim akuten Bandscheibenvorfall quer über den Rücken malen.
- Bei Schmerzen hilfreich.
- Zur Konservierung von Lebensmitteln auf dem Wassergefäß, der Weinflasche, der Käsedose, dem Gemüsefach im Kühlschrank oder dem Brotfach anbringen.
- Auch als Zahl wirksam 8 + 1 oder 81
- Das Zeichen kann auch auf Stoff gemalt werden.

Frauenleiden

Menstruation

Schmerzen vor oder während der Regel können durch ein Zeichen aufs Becken gelindert werden. Bei prämenstruellem Syndrom ist oft ein Ypsilon hervorragend, da es den Blutstau löst.

Amenorrhöe bezeichnet man das Ausbleiben der Monatsblutung in den fruchtbaren Jahren, ohne dass eine Schwangerschaft vorliegt. Es ist oft der Fall bei Magersucht oder Bulimie oder wenn ein Kinderwunsch besteht, der aus irgendeinem Grund nicht erfüllt werden kann.

- Zeichen direkt auf das Becken malen (Eierstöcke oder Gebärmutter) und eine Wasserübertragung vornehmen.
- Wichtig ist es zu lernen zu entspannen. Der Spannung den Druck nehmen.
- Die Chakras behandeln mit Hilfe der Chakrabalance.
- Hormonbalance[84] vornehmen.
- Psychomeridian[85], Glaubenssätze, Visualisierungsübungen.
- Homöopathische Mittel sind Pulsatilla, Euphrasia, wenn ein Zusammenhang mit den Augen besteht, oder Ignatia bei Magersucht und Kummer. Generell ist Lac caninum ein gutes Mittel für alle Arten von Menstruationsproblemen.
- Tibetan Pulsing Healing, Yoga oder Frauengruppen sind Möglichkeiten, in Kontakt zu kommen mit der eigenen Weiblichkeit.

Fall 57 „Ausbleibende Periode“[86]: *Eine Patientin hatte seit Monaten keine Periode mehr, obwohl sie nicht schwanger war. Ich behandelte sie mit den Werkzeugen der PraNeoHom und malte dabei die Eierstockpunkte der Hormonbalance an. Als sie nach der Behandlung auf die Toilette ging, war ihre Menstruation gekommen.*

Fall 58 „Blutung“[87]: *Eine Freundin war dabei, in den Urlaub an den Gardasee zu fahren. Als alle schon im Auto saßen und auf sie warteten, bemerkte sie plötzlich Blutungen aus der Scheide, außerhalb*

84 Siehe Buch: „Gesund mit Zeichen auf Akupunkturpunkten“, Kapitel Hormonbalance

85 Die Chakrabalance und der Psychomeridian sind beschrieben in den E-Books: „Chakrabalance“ oder „Psychomeridian“ https://praneohom.de/ebooks/

86 Layena Bassols Rheinfelder

87 Karin Winkler-Pircher

ihrer Periode und ganz anders als sonst ihre Regelblutung war. Sie malte einen 3-Strich-Sinus auf eine Slipeinlage und die Blutung hörte nach 2 Stunden auf.

Fall 59 „Postoperative Beschwerden nach Endometriose und Ovarialzysten"[88]:
Patientin: 39 Jahre kommt in die Praxis. Als sie gebeten wird Platz zu nehmen, setzt sie sich äußerst langsam unter Abstützung beider Arme auf den Stuhl. Auf Nachfrage: Beim Hinsetzen oder Aufstehen Schmerz am Anus (Dehnreiz), darf im Sitzen den Oberkörper nicht bewegen – sonst Schmerz an der Analgegend.Kurze Testung über Analregion: Zwei-Strich-Sinus. Ich male dieses Zeichen dick und fett auf ein DIN A 4 Papier. Patientin steht vorsichtig auf und setzt sich wieder vorsichtig auf das Papier.

Danach Aufnahme der persönlichen Daten und ihrer Geschichte: Zustand nach Endometriose. Operation circa 2 Jahre vorher: Gebärmutter wurde entfernt und ein Teil des Enddarmes, Narbe am Anus. Seither immer wieder Bauchschmerzen und manchmal fast stündliche minimale Darmentleerung. Hat das Gefühl keine Kontrolle zu haben, ob der Schließmuskel richtig schließt. Manchmal setzt sich auch unbemerkt etwas Kot ab. Deshalb häufige Kontrolle in der Toilette, ob sich Kot abgesetzt hat. Dies ist der Patientin sehr unangenehm, da sie am Empfang einer Firma arbeitet und ständigem Besucherkontakt ausgesetzt ist. Narbe dehnungsempfindlich. Beim Gehen unempfindlich.

Unvermittelt während der Befragung sagt die Patientin nach ein paar Minuten: Schauen sie mal und bewegt ihren Unterkörper ohne Schmerz auf dem Stuhl. Danach haben wir an ihren Themen gearbeitet und die Energiebalance durchgeführt. Nach 3 Monaten war die Patientin völlig schmerzlos und hatte völlige Kontrolle über ihren Schließmuskel und es ist so geblieben.

88 Hans-Joachim Pollin

Im weiteren Verlauf gab es immer wieder Ovarialzysten links und rechts, die der Frauenarzt zweimal durch eine Bauchspiegelung und einmal durch eine Vaginalpunktion entfernte. Nach der dritten Operation bildete sich wieder eine Zyste. Frauenarzt: Ich kann sie nicht jedesmal operieren. Im Rahmen der Behandlung mit PraNeoHom testeten wir ein homöopathisches Zystenmittel aus: 10 Ampullen ovarialcyste-injeel forte.

Die Patientin machte eine Informationsübertragung mit jeder Ampulle und trank das Infowasser und nahm anschließend das Mittel in Wasser gelöst. Nach Überprüfung durch den Frauenarzt: Die Zyste verschwand und seither sind auch keine mehr aufgetreten.

Wechseljahre, Menopause

Beschwerden können sein: Hitzewallungen, Schlafstörungen, Scheidentrockenheit, Libidoverlust, etc.

Die Hormonbalance[89] vornehmen. Besonders das Bemalen des Keimdrüsenpunktes (Umkehrzeichen) und des Dreifachen Erwärmers (Sonnenzeichen) hat sich als hilfreich erwiesen, auch bei Menstruationsproblemen.

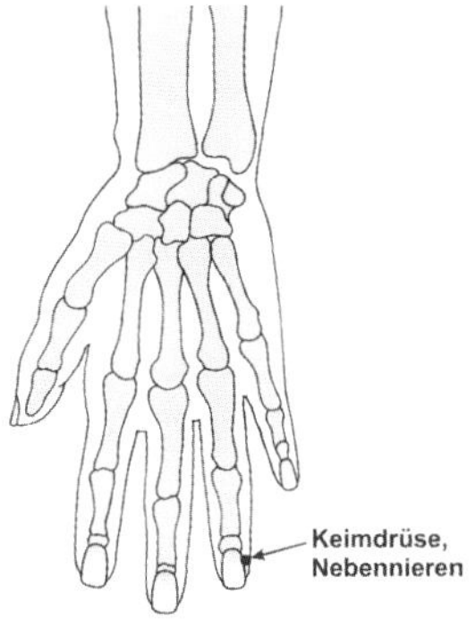

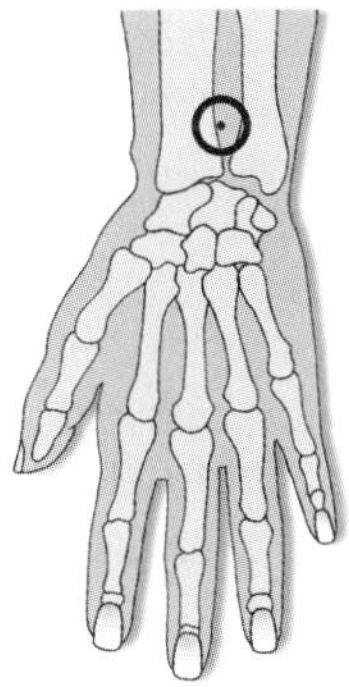

Dreifacher Erwärmer

89 Siehe „Gesund mit Zeichen auf Akupunkturpunkten", Kapitel Hormonbalance

Mittel zum Austesten:

- Bioidentische Progesteronsalbe
- Yamswurzelkapseln und -salbe[90]
- Verschiedene Zäpfchen und Vaginalöle[91] (Veilchen, Rose, etc.)
- Cimicifuga, pflanzlich oder homöopathisch

Als ich in die Menopause kam, bekam ich Schlafstörungen, was für mich ganz neu war. Meine Frauenärztin verschrieb mir Bioidentische Progesteronsalbe, womit die Schlafstörungen schlagartig behoben waren.

Fall 60 „Schmerzhafte Scheide“[92]: *Eine 46-jährige Patientin hat Schmerzen in ihrer Scheide. Die Patientin steht zurzeit sehr unter Stress und ist insgesamt sehr gefangen in sich (eigene Worte). Gynäkologisch ist alles in Ordnung. Die Testung ergab eine Wasserinformation mit „Schmerzhafte Scheide“ und Zwei-Strich-Sinus einmal täglich zwei Tage, danach mit Sinus dreimal täglich sechs Tage, abschließend mit Ypsilon viermal täglich drei Tage. Zusätzlich als Wasserinformation „Progesteronmangel“ mit Zwei-Strich-Sinus, einmal täglich drei Tage, danach mit Ein-Strich-Sinus zweimal täglich vier Tage, anschließend mit Sinus zweimal täglich sechs Tage und abschließend mit Ypsilon zweimal täglich zwei Tage. Die Patientin verwendete zusätzlich die Veilchensalbe und ich machte mit ihr eine schamanische Reise, bei der ich ihr die Hirschkuh als Krafttier holte. Als Hausaufgabe sollte sie mit der Hirschkuh innerlich immer wieder in Kontakt gehen.*

Zusätzlich malte ich eine Scheide, die ich dann für die Patientin personalisierte und darüber ein Ypsilon malte. Die Patientin hatte nach ein paar Tagen keine Schmerzen mehr in der Scheide, auch insgesamt ging es ihr besser.

90 Klösterl- Apotheke, München, www.kloesterl-apotheke.de
91 Bromberg Apotheke, Freiburg, 0761-700000
92 Angelika Platzer

PAP Werte

Der PAP-Test (entwickelt vom griechischen Arzt Papanicolaou) beruht auf der Beurteilung von gefärbten Zellabstrichen vom Muttermund der Frau und dient der Früherkennung eines Gebärmutterhalskrebses. Die Befunde werden insbesondere hinsichtlich der Zervix-Krebsdiagnostik in Gruppen klassifiziert von PAP I, Normalbefund bis PAP IV, schwerwiegende Vorstufen eines Karzinoms.[93]

Ursachen können sein:
- Unterdrückte Sexualität
- Unterdrückte Wut
- Ungenügend Grenzen setzen, insbesondere beim Geschlechtsverkehr
- Missbrauch Thematik
- Östrogendominanz durch langjährige Einnahme der Pille

Mittel zum Austesten:
- Veilchenzäpfchen[94]
- ProCurmin Complete II[95]
- Misteltherapie
- Propolis Urtinktur[96] in Eigenurin-Vaginalspülung
- Grapefruit Samenextrakt in Eigenurin Vaginalspülung
- Enzymtherapie (Wobenzvm[97], Wobemucos, Regazym)
- Darmsanierung (Omniflora, Symbioflor, Mutaflor)
- Eigenurinklistiere
- Bioidentische Progesteronsalbe, Yamswurzelkapseln und -salbe[98]

93 Quelle www.wikipedia.de
94 Zietenapotheke, Berlin https://www.zietenapotheke.de/
95 Naturprodukte Tisso, www.tisso.de
96 www.remmele-propolis.de
97 www.wobenzym.de
98 Klösterl-Apotheke München, www.kloesterl-apotheke.de

Hormone energetisch ausgleichen

Dazu sprichst du die Bezeichnung der wichtigsten Hormone aus, während du mit der Einhandrute diese testest. Sollte ein Vektor 5-8 anzeigen, deutet das auf ein Ungleichgewicht mit diesem Hormon. Schreibe den Namen dieses Hormons auf einen Zettel mit dem ausgetesteten Zeichen und stelle dir ein Heilmittel her. Der Körper folgt der Energie und Information und wird das tun, was getan werden muss, um das Ungleichgewicht aufzuheben.

Alternativ können Hormone auch homöopathisch erworben werden. Oder du benützt die Formeln, die Dr. Diethard Stelzl in seinem Buch „Botenstoffe mit kosmischen Symbolen aktivieren“ vorstellt. Hier werden die Formeln der Moleküle der Hormone mit Zeichen versetzt.

Haarausfall

- Bei kreisrundem Haarausfall (Alopecia) können Zeichen direkt auf die Kopfhaut gemalt werden. Wasserübertragung vornehmen.
- Bei Schwermetallbelastung: Diese testen und ausleiten.
- Nach einem psychischen Schock oder Trauma: Im aktuellen Zeitpunkt oder im Psychomeridian die Ursache finden und umschreiben.
- Bei zu viel Stress: Stressabbau und Blase und Nieren stärken.
- Bei hormonell bedingtem Haarausfall, den Hormonspiegel überprüfen lassen und ggf. mit bioidentischen Hormonen Abhilfe schaffen.

Homöopathische Mittel sind

1. bei Frauen, wenn kreisförmig Iodum, nach der Entbindung oder in der Menopause Sepia

2. bei Männern Barium carbonicum, Lycopodium oder Silicea
3. Ein weiteres Mittel für Frauen und Männer ist Aurum metallicum.

Harnwege

Blase

- Zeichen direkt auf die Blase malen und eine Wasserübertragung vornehmen.
- Zeichen auf Slipeinlage malen

Ursachentestungen:

- Innerer Stress, verursacht durch das unterschwellige Gefühl: „Etwas stimmt bei mir nicht, und das muss ich verstecken". Dieses Muster kann in der Kindheit durch Bettnässen entstanden sein.
- Schüchtern sein: Angst, in der Öffentlichkeit ausgelacht zu werden, sich zu schämen.
- Reizblase: Was ist der Reiz? Was reizt sie/ihn?
- Kummerblase: Tränen, die nicht geweint werden. Homöopathisch Natrium muriaticum – tiefgreifendes Kummermittel. Der Mensch kann den Schmerz nicht mitteilen und hält an alten Verletzungen fest.
- Honeymooncystitis: Nach sexuellem Verkehr bei Frauen durch zu kurzes Vorspiel. Homöopathisch Staphysagria, Hauptmittel bei sexuellem Missbrauch und Unterdrückung der Gefühle.
- Blasenentzündung: Hauptmittel ist Cantharis. Weitere Mittel sind Pulsatilla, Medorrhinum, Sepia, Causticum, Thuja und Nux vomica.
- Amalgambelastung: Homöopathisch Mercurius solubilis. Hauptmittel bei Blasenproblemen bei Kleinkindern durch pränatale Quecksilberübertragung.
- Mykosen testen und ausleiten.

- Narben entstören: Totaloperation- oder Kaiserschnittnarben.
- Schlafplatz auf Erdstrahlen testen.
- Zähne sanieren: Frontzähne 1 und 2 entsprechen dem Blase-Niere-Meridian.
- Zyste, unverträgliches Material oder Störfelder durch einen toten Zahn ausschließen.
- Kann auch eine karmische Ursache haben in Zusammenhang mit genitaler Beschneidung.
- Auch als Folge von sexuellen Missbrauchserfahrungen. Diese können auch im Familiensystem liegen und auf die Nachfahren wirken.

Fall 61 „Blasenkolik“[99]: *Vor einiger Zeit wurde ich zu einer Patientin gerufen, die eine Blasenkolik hatte. Ich malte ihr Zwei-Strich-Sinus auf die Blase, gab ihr ein Blasenwasser zu trinken. Dieses Wasser hat sie sich selbst hergestellt mit der Information „Blasenkolik und Ursache“ und dem Zeichen Zwei-Strich-Sinus. Außerdem, verabreichte ich ihr ein homöopathisches Mittel und nahm die Energiebalance vor (Bemalen der Akupunkturpunkte). Anschließend gab ich ihr eine Tibetan Pulsing Healing Sitzung. Dabei wurden spezifische Punkte gehalten, während ein magnetisches Feld aufgebaut wurde. Dabei habe ich laut Obertöne gesungen, da ich wusste, dass solche Töne Steine sprengen können. Das Ganze dauerte ca. eine Stunde. Nach Beendigung dauerte es noch ein paar Stunden, bis dann die Schmerzen komplett abgeklungen waren.*

Fall 62 „Blasenentzündung“[100]: *Patientin, 42 Jahre, war schön öfter zur Behandlung in der Praxis. Beratung am Telefon: Patientin hat akute heftige Schmerzen beim Wasserlassen und Schmerz im Unterleib (Blasenregion).*

99 Layena Bassols Rheinfelder
100 Hans-Joachim Pollin

Testung ergibt: Entzündungszeichen, d.h. vier parallele Striche rechts und links an der Innenseite der Handgelenke malen. Weitere Punkte der Energiebalance werden bemalt und über der Blasenregion ein Zwei-Strich-Sinus. Das emotionale Thema hat mit Revierkonflikt zu tun. Patientin hat einen neuen Partner, das war das erste gemeinsame Wochenende nach Trennung vom langjährigen Partner (Zystitis = Heilungsreaktion). Sie macht eine Wasserübertragung mit Zwei-Strich-Sinus.

Da sie keinen UV-Stift zur Verfügung hatte, konnte die Patientin die Zeichen nur mit Kugelschreiber aufmalen. Reaktion: Sofortige Erleichterung – kein Schmerz mehr im Unterleib. Leider musste sie etwas später einen Vortrag halten und hat deshalb die Entzündungszeichen mit Wasser und Seife entfernt. Reaktion wieder heftige Schmerzen im Unterbauch. Nach Beendigung des Vortrags eilte sie schnell zum Auto, um wieder die Zeichen aufzumalen – Reaktion: Sofortige Erleichterung. Nach einer Woche, in der sie die Informationsübertragung auf Wasser vornahm und die Zeichen nachmalte, hatte sie keinerlei Beschwerden mehr.

Niere

- Die Nieren spiegeln unsere Beziehung zur eigenen Weiblichkeit, aber auch zu Frauen und zu unserer Mutter wider. Ängste, Beziehungsprobleme sind Dinge, die einem „an die Nieren gehen“ können.
- Elektrosmog und Geopathie können auch Nierenschmerzen verursachen
- Bei einer Nierenkolik ist es wichtig, den eigenen Impulsen zu folgen: Ruhe, Bewegung, auch springen kann helfen.
- Homöopathische Mittel sind: Silicea, Natrium muriaticum, Calcium carbonicum, Lycopodium, Berberis vulgaris, Thuja, aber auch Aconitum zur ersten Hilfe und Nux vomica, wenn die Blase auch betroffen ist.

- Tibetan Pulsing Healing: Den Ton U laut singen (Obertöne) und mit den Händen an der Niere und Harnleiter vibrieren und den Pulsschlag fühlen. Dadurch werden die Steine „berührt und bröckeln“. Diese Behandlung muss mindestens eine Stunde lang und möglichst von mehreren Anwendern gleichzeitig durchgeführt und wiederholt werden.

Fall 63 „Abgang von Nierensteinen“[101]: *Als ich in Cham ein Seminar abhielt, bekam ich einen Notruf von meinem ehemaligen Schüler und Kollegen Harald, der auch im Heilbereich tätig ist. Er erzählte mir, er hätte Nierensteine und wäre schon im Krankenhaus gewesen. Ein Stein wäre zur Hälfte unter Schmerzen abgegangen, die andere Hälfte stecke noch im Harnleiter. Ich ging mit meiner Assistentin Sabine zu ihm und gab ihm eine Heilsitzung, wie oben beschrieben. Zusätzlich wendete er die Zeichen an und trank informiertes Wasser. Am nächsten Tag sagte er mir, er hätte keine Angst mehr vor der Operation und ich war erleichtert, dass er auf diese Weise das Leiden beenden würde. Vier Tage später erhielt ich die Nachricht, dass der Stein ohne Schmerzen abgegangen, die Operation nicht nötig war.*

Hautkrankheiten

Wenn die Haut entgiftet, sieht es oft nicht sehr ästhetisch aus. Daher entsteht das Bedürfnis, den Hautausschlag zu verbergen, zu unterdrücken. Das ist der Fall beim Einreiben mit kortisonhaltigen Salben. Leider führt das oft dazu, dass die Ausleitung nach innen verschoben wird in die Lungen und zu Asthma und Bronchitis führen kann. Ich empfehle daher, lieber die Ursache zu beheben, so dass sich der Hautausschlag von selbst beruhigt.

101 Layena Bassols Rheinfelder und Sabine Wohland

- Dickdarm sanieren, unsere „innere Haut“, mit z.B. Okoubaka, Basenpulver, Symbioflor oder EM (Effektive Mikroorganismen).
- Was darf mich nicht berühren? Berührungsängste auflösen.
- Lunge–Dickdarm = Grenzen setzen. Wogegen wehre ich mich? Wo bin ich wehrlos?

Fall 64 „Warzen“[102]: *Ein Jugendlicher hatte an beiden Händen sichtbare Warzen, Daumen, Zeigefinger, Ringfinger, teils am Nagelfalz, teils an den Fingergelenken. Besuche beim Hautarzt über eineinhalb Jahre, bei denen die Warzen geätzt, abgeschabt bzw. mit einem Warzenmittel zu Hause regelmäßig eingepinselt worden waren, hatten keinen Erfolg.*

Die große Warze unter dem großen Zeh machte zudem immer größere Beschwerden beim Gehen. Selbst der Besuch bei einer Warzenbesprecherin zeigte kein Ergebnis. Für die Behandlung malte ich jede Hand auf ein Blatt Papier und die sichtbaren Warzen darauf, ebenso den betroffenen Vorderfuß mit dem befallenen Zeh. Nun testete ich jede Warze einzeln nach Vektor, wobei überraschend für mich war, dass zwei kleine Warzen Zwei-Strich-Sinus testeten und die größeren mit Sinus. Die Warze am Zeh brauchte ein Zwei-Strich-Sinus. Der junge Mann sollte mit den handgezeichneten Blättern eine Wasserübertragung vornehmen. Nach 14 Tagen waren bereits 3 Warzen nicht mehr zu sehen. Insgesamt war es 3 x nötig, die Vektoren nachzutesten, wobei die Zeichen immer schwächer wurden; zum Abschluss wurde mit Ypsilon stabilisiert. Nach zwei Monaten waren alle Warzen verschwunden und es sind keine weiteren seither aufgetreten. Selbst die hartnäckige Warze am großen Zeh war nach zwei Monaten verheilt.

Fall 65 „Muttermal“[103]: *Ein Freund klagte bei einem gemeinsamen Abendessen über ein schmerzhaftes Muttermal am oberen Rücken. Es sei sehr groß, rau und schmerzhaft. Er überlegte zum Hautarzt*

102 Andreàna Fischer
103 Claudia E.

zu gehen und es sich entfernen zu lassen. Ich schlug ihm vor, ein Sinus-Zeichen über das Muttermal zu malen und auszutesten, wie lange er es darauf lassen sollte. Er war einverstanden und so malte ich das Zeichen über sein Muttermal. Ich testete mit der Einhandrute aus, dass er das Zeichen für fünf Wochen nachmalen sollte. Drei Wochen später sahen wir uns erneut und er erzählte mir, dass das Mal heller geworden sei und sich zu lösen begann. Er versprach mir, mich anzurufen, wenn die insgesamt fünf Wochen vorbei seien. Bei seinem Anruf zwei Wochen später erzähle er mir, dass die obere Hautschicht des Muttermals abgegangen und die darunter liegende Haut sehr glatt und hell sei. Am meisten freute er sich, dass er keine Schmerzen mehr habe

Fall 66 „Akne“[104]: *Ein Junge mit 16 Jahren kam mit hochgradiger Akne mit ganz dicken Eiterkanälen. Ich testete Testosteron und Selbstzerstörung. Daraufhin haben wir das Zerstörungsmuster ausgeleitet und dann Testosteron mittels Wasserübertragung zugeführt. Nach 6 Wochen war die Akne komplett abgeklungen. Momentan bearbeiten wir die hinterbliebenen Hautirritationen. Unglaublich was sich da getan hat.*
O-Ton des Jungen: „Jetzt geht´s Leben los!“

Fall 67 „Eingewachsener Zehennagel“[105]: *Meine Klientin hatte einen eingewachsenen Zehennagel, der stark schmerzte. Sie war in ärztlicher Behandlung und war an dieser Zehe aus diesem Grund bereits einmal operiert worden. Nun sollte eine zweite Operation folgen. Aus beruflichen Gründen wollte sie aber noch etwas warten. Sie fragte mich, ob ich sie vielleicht bis zur OP mit einem Zeichen unterstützen könnte. Wir fotografierten den Fuß und ich malte auf das Foto das getestete Umkehrzeichen und ließ es auf die Entfernung wirken. Man könnte auch sagen, ich schickte ihr ein Energiepaket zu. In der nächsten Zeit testete ich nach und malte die entsprechenden Zeichen auf. Langsam fühlte sich der Zeh immer besser an und*

104 Bianca W.
105 Felicitas Sperr-Burger

sie brauchte sich nicht mehr operieren zu lassen. Während dieser Zeit befand sie sich in ärztlicher Behandlung und wir arbeiteten ergänzend auf energetischer Ebene wie oben beschrieben.

Fall 68 „Hautausschlag"[106]: *Kind, 10 Jahre, mit heftig juckendem Hautausschlag am ganzen Körper, der vor einigen Tagen einsetzte. Eine Testung ergab, dass der Ausschlag im Zusammenhang mit einem bevorstehenden Schulwechsel auftrat. Zusätzlich zur Energiebalance machte das Kind sich ein Heilwasser mit dem Thema und den Symptomen. Nach 5 Tagen war der Hautausschlag komplett verschwunden.*

Neurodermitis

Neurodermitis ist eine Erkrankung mit einer rezidiven chronischen Entzündung der Haut, die gewöhnlich sehr früh beginnt, ein bis vier Monate nach der Geburt. Die klinischen Indikationen beginnen mit leichten Effloreszenzen (Hautblüte), sowie einem roten Hautausschlag, der sich zu Pusteln und Blasen entwickelt. Es besteht ein starker Juckreiz, was beim Kratzen zu Blutungen führen kann. Oft wird die Neurodermitis begleitet von Asthma. Betroffen sind gewöhnlich das Gesicht, die Ohren, der Kopf, Knie- und Ellenbogenleiste, in schlimmen Fällen der ganze Körper.

- Nahrungsmittelallergien austesten, hauptsächlich Milch und Weizen.
- Amalgambelastung ausschließen. Kleinkinder kommen oft schon mit einer Amalgambelastung auf die Welt, die sie im Mutterleib über die Plazenta bekommen haben, wenn die Mutter Amalgamfüllungen hatte.
- Schlafplatz nach Erdstrahlen austesten.
- Elektrosmogbelastung austesten. Babys reagieren sehr empfindlich darauf, wie z.B. auf das Babyphone.

106 Regina Überrück

- Psychomeridian austesten. Es liegt oft ein Geburtstrauma vor in Verbindung mit Todesangst oder ein vorgeburtliches Trauma.
- Homöopathische Hauptmittel sind Calcium carbonicum, Natrium muriaticum, Arsenicum album, Medorrhinum, Tuberculinum und Sulfur.

Fall 69 „Langjährige Neurodermitis geheilt"[107]: *Meine Klientin hatte mit Ende Vierzig das erste Mal Neurodermitis. Zunächst einmal wusste sie gar nicht, was das für ein Hautausschlag ist; es wurde aber dann in einer Hautklinik bestätigt. Da sie aber weder Medikamente noch Cortisonsalbe nehmen wollte, kam sie zu mir in Beratung. Ich wies sie darauf hin, dass meine Beratung nicht die Behandlung eines Arztes ersetzen würde, und ich sie nur gesundheitsfördernd begleiten würde. Ich riet ihr weiterhin, ihren Hautarzt zu konsultieren und dessen Ratschläge zu befolgen. Nach langwieriger Austestung kamen wir auf das Thema. Am Anfang vermuteten wir, dass es die Loslösung ihrer Tochter war, die zu diesem Zeitpunkt mit 19 Jahren auszog. Aber nach genauer Nachforschung (durch den Psychomeridian) stellte ich fest, dass es ihr eigener Auszug vor 30 Jahren war, der durch den Auszug der Tochter getriggert wurde und die Neurodermitis verursachte. Wir lösten das Thema mit Umkehrzeichen und Wasserübertragung und zusätzlich noch einem homöopathischen Mittel auf (dies in einer hohen Potenz mit Wasserübertragung). All dies wurde genau ausgetestet, sprich wie oft und wie lange das Heilwasser getrunken werden sollte. Nach einigen Wochen war die Neurodermitis geheilt und kam nie wieder.*

107 Tabitta Wenisch

Psoriasis oder Schuppenflechte

Im Unterschied zur Neurodermitis sind bei dem Psoriatiker eher die Außenseite der Ellenbogen und des Knies durch trockene Schuppen gekennzeichnet, die aber nicht jucken. Die Krankheit tritt meistens erst in der Pubertät auf oder auch zwischen dem vierzigsten und fünfzigsten Lebensjahr. Es liegt eine familiäre Häufung vor, sodass man davon ausgehen kann, dass sie vererbt wird. So ist schon ein Erfolg erzielt, wenn der Verlauf der Krankheit angehalten wird, und der Betroffene eine Linderung der Beschwerden erfährt.

- UV-Bestrahlung ist hilfreich.
- Homöopathische Mittel sind Graphites und Kalium bromatum.

Herpes simplex oder labialis

Stress ist meistens die Ursache für den Ausbruch des Herpes Virus, der latent lebenslang im Nervensystem von 98% der Bevölkerung lebt.

- Im manifesten Zustand ein Bild des Herpes oder das Wort „Herpes" mit dem Umkehrzeichen, Sinus oder die Verstärkung mit Strichen, anschauen und auf Wasser übertragen.

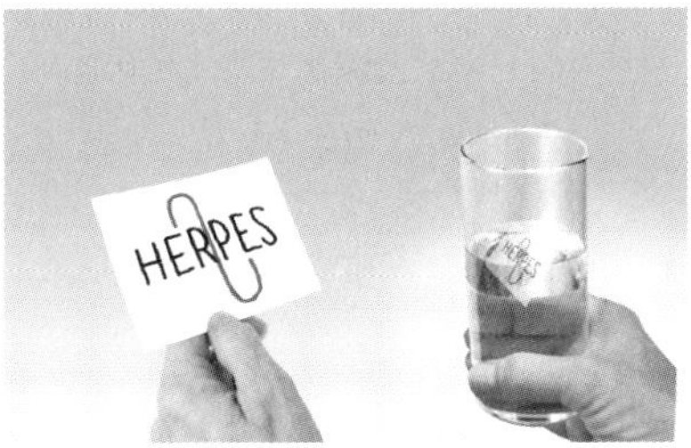

- Im latenten Zustand, d.h., bei Menschen, die öfters daran erkranken, den Herpes füttern, indem man immer wieder das Bild mit Ypsilon auf Wasser überträgt, auf jeden Fall immer dann, wenn man fühlt, dass er wieder ausbricht.

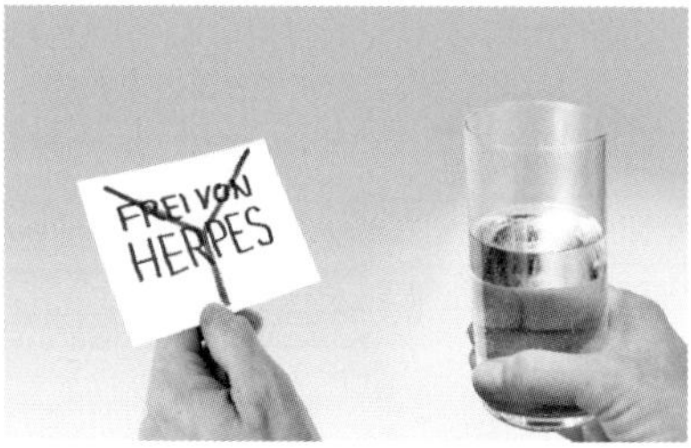

- Das homöopathische Hauptmittel ist Rhus toxicodendron. Weitere Mittel sind Sepia, Borax, Medorrhinum und Natrium muriaticum.
- Lymph- und Abwehrsystem stärken.

Herz/Kreislauf

Herz

- Auf dein Herz hören, alte Verletzungen loslassen, verzeihen lernen, auch dir selbst.
- Herzschmerz, Trennungsschmerz, gebrochenes Herz.
- Lernen sich selbst zu lieben und anzunehmen.
- Heilmittel sind Magnesium, Weißdorn, Knoblauch, Padma 28, Cayenne.

Fall 70 „Herzrasen"[108]: *Eine 45-jährige junge Frau hatte unregelmäßig Herzrasen, Brustenge und verspürte insbesondere beim Einschlafen Nervosität. Untersuchungen beim Facharzt waren ohne Befund.*

108 Stefan Guhr

I.d.R. wird hier eine vegetative Dystonie diagnostiziert. Leider konnte die Frau aufgrund ihres entfernten Wohnortes nicht persönlich erscheinen. Da sie jedoch persönlich bekannt war, konnte im Rahmen einer Skype- bzw. Telefonsitzung eine energetische Verbindung aufgebaut werden. Ich ließ sie sich in ihr Bett legen und stellte eine E-Smog Belastung auf Brusthöhe fest. Die weitere Recherche identifizierte eine Stehlampe und einen Fernseher im Schrank als Auslöser. Die Entstörung des Elektrosmogs zeigte eine sofortige spürbare Entspannung. Bei der Energiebalance testete der Allergie- und Toxinpunkt. Bei Überprüfung von Speisekammer und Kühlschrank identifizierte ich tatsächlich eine Reihe von Lebensmitteln, die mittelstark bis deutlich unverträglich für sie waren. Die weitere energetische Testung ergab eine Schimmelbelastung des Pfeffers. Nach der Anwendung der Zeichen und dem Verzicht von unverträglichen Lebensmitteln veränderte sich ihr Wohlbefinden schlagartig. Selten wiederkehrende Rückschläge ließen sich schnell auf leichtsinnige Lebensmittelwahl zurückführen.

Fall 71 „Akutes Herzrasen, Schilddrüsenüberfunktion“[109]: *33-jährige Frau leidet seit einigen Jahren an einer Überfunktion der Schilddrüse. Die Laborwerte schwanken sehr, z.Zt. nimmt sie Thiamazol. Patientin geht es akut schlecht, Symptome: Große Erschöpfung, Herzrasen, Schlaflosigkeit. Testung ergibt Energiebalance, Hormonbalance und Information als Wasserübertragung. Vorgehen: Energiebalance und Hormonbalance radionisch 9 Tage wirkend[110]. Als Wasserübertragung wurde „Ich bin in Lebensgefahr“ mit Sinus und eine weitere Information „Ich fühle mich sicher und geborgen“ mit Ypsilon getestet. Beide Informationen hielt sie nebeneinander und stellte ein Heilwasser her. Dieses trank sie für die nächsten zehn Tage zweimal täglich. Der jungen Frau ging es recht schnell besser, sie schlief in den folgenden Nächten gut.*

109 Angelika Platzer
110 Siehe Gesund mit Zeichen auf Akupunkturpunkten

Gefäßkrankheiten: Herzinfarkt und Schlaganfall

Beim Herzinfarkt handelt es sich um einen Blutstau in den kleinen Herzkranzgefäßen. Ein Schlaganfall kann verschiedene Ursachen haben: Entweder es liegt ein Blutstau auf Grund eines Blutgerinnsels vor oder eine Gehirnblutung in Zusammenhang mit einem Aneurysma (Defekt der Blutgefäße).

- In der Regel empfehle ich vorsichtig zu sein, beim Bemalen von Zeichen auf der behaarten Kopfhaut oder Schädel und der Herzregion. Aber in diesem Fall hat es sich als hilfreich gezeigt, Umkehrzeichen auf die Röntgenbilder oder CTs anzubringen, auch eventuell ein Ypsilon.
- Das ist auch der Fall mit Zeichen auf der Herzregion, mit denen ich gute Erfahrungen gemacht habe. Ein Sinus bei Akutzuständen auf die ausgetesteten Areale am Herzen angebracht, hat Gutes bewirkt.
- Aus der klassischen Homöopathie ist das Hauptmittel für Schlaganfall Arnica. Weitere Mittel sind Causticum, Opium und Aurum metallicum.
- Beim akuten Herzinfarkt ist am häufigsten das beste Mittel Aconitum napellus.
- Ein hervorragendes Mittel für die Gesunderhaltung der Blutgefäße ist Padma 28[111], ein tibetisches Heilmittel, bestehend aus 28 Kräutern.

Fall 72 „Schlaganfall mit betroffenem Sprachzentrum“[112]: *Eine 80jährige Frau erlitt einen Schlaganfall im Sprachzentrum und die Augen konnte sie nicht mehr koordinieren. Nach einwöchigem Aufenthalt im KKH kam sie auf Reha. Sie ist eine sehr sportliche, agile Frau, die trotz Vorhofflimmern sehr aktiv und gesellig ist. Sie ärgerte sich fürchterlich über sich selbst, wenn sie verzweifelt nach den richtigen Worten suchen musste und keinen Satz zustande brachte,*

111 Erhältlich nur direkt in der Schweiz www.padma28.ch
112 Andreàna Fischer

ebenso bemerkte sie selbst sofort, wenn sie ein falsches Wort benutzte.Während eines Zeitraums von 3 Monaten machte ich mehrere Energiebalancen bei ihr, um ihren Energiekörper auszugleichen. Zusätzlich testete ich ihren Stress mit ihrem Wortfindungsproblem. Ich arbeitete radionisch, da nicht sichergestellt sein konnte, dass sie das Wasser trinken, bzw. das Personal in der Reha darauf achten würde. Auf einen Zettel schrieb ich: Schlaganfall mit Wortfindungsstörung und den Zeitpunkt des Geschehens mit Zwei-Strich-Sinus. Diesen Zettel ließ ich fünf Tage radionisch wirken. Am 6. Tag änderte sich der Vektor auf Ein-Strich-Sinus und am 8. Tag auf Sinus. Der dritte Zettel mit Sinus sollte drei Wochen wirken, während die Patientin auf Reha war. Zusätzlich testete ich „Ungeduld" mit Zwei-Strich-Sinus.Nach diesen drei Wochen testete ich erneut und schrieb für die Patientin, die sich mittlerweile durch die Therapie und Ruhe deutlich besser artikulieren konnte, einen neuen Zettel: „Mein Tempo, klare Aussprache und Vertrauen" mit Ypsilon, da sie mir gegenüber äußerte, sie habe Angst vor einem neuen Schlaganfall. Mittlerweile ist die Patientin voll genesen, trifft sich mit ihren diversen Freundinnen-Kreisen zu Sportaktivitäten, Essen und Gesprächsrunden. Sie ist ruhiger geworden und sieht optimistisch in die Zukunft.

Kreislauf/Blutdruck

Alles, was fließt steht unter Druck, so auch unser Blut. Ein gesunder Blutdruck ist notwendig, um alle Organe und Zellen mit Sauerstoff zu versorgen. Aber auch unser Gehirn und unser Bewusstsein brauchen Sauerstoff. Wenn der Blutdruck zu sehr absinkt und unser Gehirn zu wenig Blut bekommt, fallen wir in Ohnmacht.

Bluthochdruck/Hypertonie[113]

Hoher Blutdruck schadet den Gefäßen und dem Herzen. Was treibt den Blutdruck in die Höhe? Ungesunde Lebensweise: Bewegungsmangel, Übergewicht, Stress, Spannung, Rauchen, hoher Salzkonsum, uvm. Bei ca. 90% der Menschen mit hohem Blutdruck findet man keine organische Krankheit. Diese Menschen leiden an einer essentiellen oder primären Hypertonie. Bei nur 10-15% liegt ein körperlicher Schaden vor, d.h. sie leiden an einer sekundären Hypertonie.

Essentielle oder primäre Hypertonie

Wenn die sekundäre Hypertonie ausgeschlossen ist, ist der Bluthochdruck konstitutionell bedingt. Hilfreich ist die Einteilung in drei charakteristische Typen:

- Der Stress-Typ: Ein Fünftel aller Bluthochdruckpatienten ist schlank, liebt es, alles perfekt zu machen, übernimmt gerne Verantwortung. Er ist dünnhäutig, nimmt sich jeden Streit zu Herzen und hat ein Gespür für das Wesentliche. Oft entstehen Wut und Angst, hohen Erwartungen und Anforderungen nicht gerecht werden zu können, gepaart mit einem Mangel an Gestaltungs- und Einflussmöglichkeiten.
- Der Bauch-Typ: Dreiviertel aller Hypertoniker sind füllig bis übergewichtig und haben oft zusätzlich Diabetes Typ 2. Diese Menschen sind wie ein Fels in der Brandung, verlässlich, treu, immer da. Sie sind warmherzig, mitfühlend und empfindsam, fressen allerdings oft alles in sich hinein.
- Der Chaos-Typ: Menschen, die den Rhythmus verloren haben, die ihrem Leben keine Struktur geben können. Untersuchungen haben gezeigt, dass sich ein regelmäßiger, rhythmisch gestalteter Tages- und Wochenablauf positiv auf den Blutdruck auswirkt.

113 Gemäß dem GU Ratgeber Gesundheit „Bluthochdruck senken“ von Annette Bopp und Dr. Thomas Breitkreuz

Sekundäre Hypertonie

Folgende Ursachen können ihr zugrunde liegen:

- Eine Engstelle in der Nierenarterie. Dadurch bekommt die Niere weniger Blut und schüttet ADH (Antidiuretisches Hormon) aus. Dieses wiederum bewirkt, dass der Körper aus dem Blut weniger Urin produziert und somit steigt die Blutmenge an und dies bewirkt eine Druckerhöhung.
- Eine Nierenkrankheit
- Eine Schilddrüsenüberfunktion
- Fehlbildungen der Hauptschlagader
- Überproduktion des Hormons Aldosteron in der Nebennierenrinde. Dieses wird aus Cholesterin über die Zwischenstufe Pregnenolone und Progesteron produziert[114]. Aldosteron wird auch als Dursthormon bezeichnet, da es bei Flüssigkeitsmangel vermehrt ausgeschüttet wird.[115]
- Genetisch bedingt

Bei jeder Art von Blutdruckproblematik kann eine Wasserübertragung gemacht werden. Außerdem empfehle ich die Ursachenfindung mit Hilfe des Psychomeridians vorzunehmen.

Fall 73 „Herzrasen und Bluthochdruck“[116]: *Patientin Anfang 50. Ihre Tochter war seit ca. 3 Wochen zu einem längeren Auslandsaufenthalt aufgebrochen. Seitdem hatte sie ständig starkes Herzrasen und Bluthochdruck. Ich testete sie aus und wir arbeiteten mit dem Wort „Loslassen“ mit zwei Strich Sinus auf Wasser für 5 Tage, drei Mal täglich. Danach kam „Tochter Urlaub“ mit Ypsilon für 7 Tage fünf Mal täglich ein Glas Wasser. Zusätzlich testete ich für sie noch ein paar passende Kräuter aus. Nach Ablauf dieser Zeit war sie die*

114 Siehe „Gesund mit Zeichen auf Akupunkturpunkten“, Kapitel Hormonbalance

115 Quelle www.wikipedia.de

116 Renate Schertle

ganzen 10 Monate, die ihre Tochter unterwegs war, meist beschwerdefrei.

Krebs

Die Diagnose einer schweren Krankheit ist der größte Killer, häufig schlimmer als die Krankheit selbst. Daher ist es bei Krebs, Aids, MS etc. ganz wichtig, zunächst einmal den Diagnosemoment umzuschreiben. Wenn der Betroffene an den Moment denkt, in dem ihm die Nachricht übermittelt wurde, und du über seiner/ihrer Gehirnhemisphäre testest, bekommst du in der Regel einen stark negativen Ausschlag (Vektor 7-8). Mit anderen Worten: In diesem Moment glaubt er, die Todesurkunde ausgehändigt zu bekommen, da die meisten von uns Krebs oder Aids mit Tod gleichstellen und MS, LAS oder Parkinson mit endlosem Leiden im Zustand fortschreitender Behinderung in Verbindung bringen.

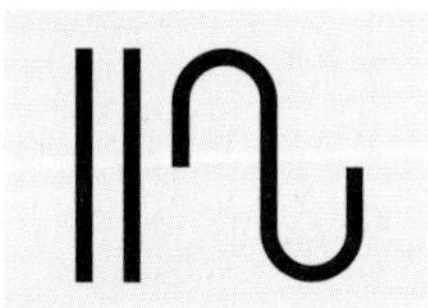

Fall 74 „Schockzustände"[117]: *Während meiner Arbeit habe ich immer wieder festgestellt, dass der Wunsch, gesund zu sein, unbewusst durch einen Schock wie gelähmt sein kann. So teste ich in manchen Fällen aus, wo die Bereitschaft zur Gesundheit bei meinen Klienten auf einer Skala von 1-10 liegt. Ist sie niedrig, frage ich u.a. ab, ob ein Erlebnis oder die Bekanntgabe einer Diagnose bei meinen Klienten einen Schock verursacht hat. Dann beginne ich in der Regel damit, den Schock umzuschreiben, dabei erlebe ich, wie die Klienten sich deutlich entspannen und dann auch bereit sind, an den jeweiligen Themen zu arbeiten. Dabei habe ich eine überraschende Feststellung gemacht: Manchmal löst die Diagnose einer schweren*

117 Felicitas Sperr-Burger

Erkrankung eines geliebten, nahestehenden Menschen ebenfalls einen Schock aus. So hatte ich selbst einen Schock als ich erfuhr, dass meine Mutter an Krebs erkrankt ist. Und es war unglaublich befreiend, als ich das realisierte und mit einer Wasserübertragung diese Situation, als uns das Ergebnis der Kernspinuntersuchung mitgeteilt wurde, in der Erinnerung neutralisierte. Ich glaube der Schock war bei mir größer als bei meiner Mutter selbst.

Zusätzlich kann die Glaubenssatzarbeit nach Carl O. Simonton in Verbindung mit Zeichen hilfreich sein[118], wie in den folgenden Beispielen:

Negative Erwartungen	Gesunde Glaubenssätze
Ich habe Krebs, also muss ich sterben.	Krebs kann tödlich sein oder auch nicht. Viele werden dauerhaft gesund. Ich öffne mich dafür.
Krebs ist überall präsent und eine große Bedrohung.	Ein gesundes glückliches Leben macht Krebs unmöglich.
Die Chemotherapie ist nur schädlich.	Die Chemotherapie kann eine gute Lösung sein oder auch nicht. Ich bin frei, mich dafür oder dagegen zu entscheiden. Ich vertraue meiner Intuition.

Nahrungsergänzungsmittel begleitend bei Krebs

Glutathion

Laut Dr. med. Heinrich Kremer[119] und Dr. med. Gerhard Ohlenschläger[120] liegt die Ursache von Aids und Krebs in der Zerstörung der Mitochondrien, der Energiefabriken in unseren Zellen, durch Chemikalien, Antibiotika, Sulfonamiden, etc. Laut deren Theorie waren in ihrem Ursprung die Mitochondrien Kleinwesen, d.h. Bakterien,

118 Glaubenssätze werden im E-Book „Frei von ungesunden Glaubenssätzen" erklärt. https://praneohom.de/ebooks/

119 Autor von „Die Stille Revolution der Krebs- und AIDS-Medizin", ISBN 3-934196-14-6

120 Erfinder und Glutathion-Preisträger

die mit uns in Symbiose gelebt haben. Der Hauptschaden wird an dem Kreislauf des Glutathions angerichtet. Glutathion ist ein lebenswichtiges Eiweiß und besteht unter anderem aus der Aminosäure Cystein. Glutathion kann oral eingenommen werden.[121] Es können folgende Substanzen ausgetestet und in Kapselform bezogen werden: S-Acetyl-Glutathion 100 mg, L-Cystein 250 oder 500 mg und Anthocyane 60 mg.

Quark-Öl-Therapie

Cystein können wir auch über die Ernährung zu uns nehmen. Dazu hat sich prophylaktisch die Quark-Öl-Therapie von Johanna Budwig bewährt. Dazu wird ein halbes Pfund Magerquark mit 2-3 EL frischem, kaltgepresstem Leinöl gerührt und mit Leinsamen, Früchten, Honig als Müsli täglich gegessen. Wichtig ist dabei, dass das Öl frisch ist. Es sollte immer dunkel und im Kühlschrank aufbewahrt und schnell verbraucht werden. Es darf nicht bitter schmecken.

Frisch gepresste Säfte und Smoothies

Zusätzlich empfiehlt es sich, frisch gepresste Obst- und Gemüsesäfte oder Smoothies zu trinken. Beim Smoothie wird die ganze Frucht benützt, es entsteht also kein Abfall und es werden grüne bittere Salate und Kräuter dazu gemischt. Diese Säfte und Smoothies enthalten viele Anthocyane. Um den Wirkstoff zu erhalten, muss der Saft in den ersten zehn Minuten nach dem Pressen getrunken werden.

Immuvit CH 23

Ein weiteres Produkt, das Cystein enthält, ist das Immuvit CH 23 von Dr. Tepperwein. Es ist ein Fruchtsaft aus Pfingstrose, Königskerze, Hagebutte, Hibiskus unter anderen weiteren pflanzlichen Stoffen.[122] Kontraindikativ ist es für Diabetiker wegen des hohen

---

121 Glutathion gibt es in der Klösterl Apotheke in München, www.kloesterl-apotheke.de

122 Zu beziehen unter https://tepco.at/

Zuckergehaltes. Dafür lieben es die Kinder, da es gut schmeckt und keine Kapseln geschluckt werden müssen.

Padma 28

Padma 28 ist ein Kräuterheilmittel der tibetischen Medizin mit einer hohen Wirksamkeit ohne schädliche Nebenwirkungen bei Arterienverkalkung und deren Folge (Schlaganfall und Herzinfarkt). Außerdem reguliert es das Immunsystem und trägt dazu bei, chronische Entzündungen zu heilen. Auch bei Krebs kann es hilfreich sein.[123]

Vitalpilze

Große Erfolge werden auch berichtet über den Wunderpilz Agaricus Blazei Murill (ABM) und andere Vitalpilze, begleitet von dem natürlichen Vitamin C Camu Camu.[124]

Aprikosenkerne

Bittere Aprikosenkerne enthalten Vitamin B17 und sollen sich auch gut bewährt haben, vor allem bei Gehirntumoren.[125] Apfelkerne sollen eine ähnliche Wirkung haben.

Flor-Essence

Auch der Indianertee Flor-Essence wurde schon erfolgreich bei Krebs eingesetzt, wie aus zahlreichen Berichten zu erkennen ist.

Colostrum

Colostrum, auch Vormilch genannt, wird in der Krebstherapie erfolgreich eingesetzt. Es gibt viele Berichte über die Verbesserung wichtiger Immunwerte. So wird z.B. die Aktivität von natürlichen Killerzellen erhöht. Auch die Entzündungswerte sinken. Die Erfahrung zeigt auch, dass die Nebenwirkungen von Chemotherapie

123 Nur direkt in der Schweiz zu beziehen www.padma.ch
124 Zu beziehen www.terra-mundo.de
125 Zu beziehen www.puravita.de

und Bestrahlung deutlich gemildert werden können, wenn die Patienten Colostrum einnehmen.[126]

Aloe Vera

Gut zur Heilung der Folgeschäden von Bestrahlung und Chemotherapie.

EM-X

EM-X besteht aus Enzymen, die aus EM gewonnen werden und in japanischen Krankenhäusern aufgrund der großen Menge an Antioxidantien bei Krebsfällen im Endstadium erfolgreich eingesetzt wird.[127]

LaVita

Krebspatienten brauchen mehr Vitamine und Mineralstoffe als gesunde Menschen. Das Konzept des LaVita-Vitalstoffkonzentrats stützt sich auf drei Säulen: Das Wissen um die Wirkung von Kräutern, die Beachtung gesundheitlicher Aspekte von Lebensmitteln und die Forschungsergebnisse der orthomolekularen Medizin.[128]

Gebet einer Krebspatientin

Ich bin die Wahrheit
Die Liebe und das Licht
Ich füge mich der göttlichen
Ordnung und stelle mich
Ganz unter seinen Beistand und Schutz
Darin eingeschlossen sind alle Zellen meines Körpers,
Meiner Seele und mein Geist
So sei es
Danke

---

126 Auszug aus „Gesund werden & gesund bleiben!" von Reiner Otto Schmid, ISBN 978-3-927676-20-6
127 EM-X von Shigeru Tanaka, ISBN 3-922201-41-5
128 www.lavita.de

Die Begleitung eines Krebspatienten

Generell kann man sagen, dass es kein Heilmittel für alle gibt, wenn es um Krebs geht. Ganz individuell muss jeder selbst entscheiden, welchen Weg er gehen will oder kann. Und bei keinem Weg gibt es eine Garantie. Das macht die Sache etwas schwierig und Krebskranke befinden sich oft, zusätzlich zur belastenden Krankheit, mit schwierigen Entscheidungen konfrontiert.

Bei der Chemotherapie hat es sich bewährt, ein Ypsilon auf die Infusion zu setzten oder auf die Tablettenschachtel zu malen. Es verringert erheblich die Nebenwirkungen. Bei Strahlentherapie: Vor der Behandlung die Information mit Ypsilon auf die rechte Gehirnhemisphäre prägen, um das System dafür positiv einzustellen. Auch hat sich bei vielen die Misteltherapie bewährt.

Nahrungsergänzungsmittel können begleitend zur herkömmlichen Therapie (Chemo- oder Strahlentherapie) eingenommen werden. Aber am Wichtigsten ist die seelische Betreuung des Betroffenen, der oft niemand hat, mit dem er offen über Themen wie Schuld, familiäre Konflikte oder den Tod sprechen kann.

Auf der körperlichen Ebene zeigt sich der Krebs als Streben einer Zelle nach Leben, wenn ihr Überleben existentiell angegriffen wird. Es ist der Versuch der Zelle oder des Zellverbandes, aus der lebensbedrohlichen Situation auszubrechen. Seelisch ist die Geschwulst das sichtbare Zeichen eines Teiles von uns. Nach „People Against Cancer / Menschen gegen Krebs“[129] haben Menschen ihren Krebs sogar in Endstadien überlebt in folgenden Fällen:

- 80 % haben eine Ernährungsumstellung gemacht, (biologische Frischkost, Säure-Basen-Haushalt ausgleichen)
- über 60 % führten eine intensive Entgiftungstherapie durch

129 http://www.ganzheitliche-krebsberatung.de/

- 100 % haben eine geistig-seelische Wandlung vollzogen: Systemwechsel (Bruch mit alten Mustern und Ketten), Tumorvertrag (Ich ändere mich, du Tumor schrumpfst, so überleben wir beide), Visualisierung einer positiven Zukunft, spiritueller Weg.

Dies gilt für alle chronischen Erkrankungen.

Fall 75 „Basaliom"[130]: *Frau M. ruft bei mir an und fragt um Unterstützung für ihre kranke 88-jährige Mutter. Die Mutter hat ein Basaliom unter dem rechten Auge, das nicht operiert wurde. Das Basaliom wurde bisher mit äußeren pflanzlichen Auflagen behandelt.Beim Hausbesuch ergab die Testung: Erstellen einer Wasserinformation mit: „Basaliom" Ein-Strich-Sinus vier Tage lang, danach mit Sinus sieben Tage lang, danach mit Ypsilon acht Tage, jeweils einmal täglich trinken. Danach noch eine Wasserübertragung mit „Optimale Wundheilung" mit Ypsilon sechs Tage zweimal täglich. Die Patientin trank das Wasser über den Tag verteilt. Nach der letzten Wasserübertragung telefonierten wir. Die Tochter berichtete, dass die Wunde sehr gut verheilte. Zwischendurch juckte die Wunde und die Mutter kratzte an ihr, sie ging wieder auf, verheilte aber wieder sehr schnell.*

Obwohl der nächste Fall nicht mit Zeichen behandelt wurde, war mir es ein Anliegen, ihn hier zu veröffentlichen:

Fall 76 „Geheilter Krebs natürlich behandelt"[131]:
Unterlidtumor rechtes Auge (0,5 cm), Verdacht auf Basaliom[132] *mit Wimpernverlust*
Verlauf ab Mitte Dezember 2016
Höhepunkt Mitte März 2017
Danach langsamer Rückgang
Ende Juli 2017 kaum noch sichtbar

130 Angelika Platzer
131 Dr. med. Almut Paluka
132 Nicht metastasierender Hautkrebs

Beginn um die Weihnachtszeit 2016 mit Entzündung am Lidrand
Interpretation: Beginnendes „Gerstenkorn“
Stetige Verschlechterung und Größenzunahme bis hin zu leichter Einschränkung des Gesichtsfeldes
Vorstellung bei Augenärztin Anfang Februar 2017 wegen „atypischem Gerstenkorn, das nicht abheilt“
Diagnose: hochgradiger Verdacht auf Basaliom
Von zwei Spezialistinnen für Lidtumoren bestätigt
Zu dieser Zeit Tumor ca. 5 mm Durchmesser, zentraler Krater, Lidumgebung stark entzündet
Dringend schnellstmöglich OP angeraten, um lidkonturerhaltend operieren zu können
Knorpeltransplantation von Oberlid auf Unterlid in Aussicht gestellt
Mitte März klare Entscheidung gegen Eingriff und Beginn der selbst zusammengestellten Therapie

- *Lokal Pinien-Mistel (Helixor) hoch konzentriert 2x tgl.*
- *Lokal Argentum D6 und Stibium D6 Ampullen (WELEDA) mit HexaGel 2x tgl.*
- *Innerlich Stibium met D6 Trituration tgl mehrfach*
- *2x/Woche Stib met D6 Amp i.v.*
- *Nachts Kompressen mit Rechtsregulat unter Augenbinde*
- *Ablösung der zugrunde liegenden Themen und Traumata mit HNC[133] und EMDR[134]*

Langsamer Rückgang – deutliches Arbeiten zu spüren – leichtes Jucken.
Ende Juli Abheilung mit kleinem Zelldefekt am unteren Lidrand (kaum sichtbar)
Wieder Einwachsen der verlorenen Wimpern
Fast vollständige Wiederherstellung der früheren Lidkontur
Bis jetzt Oktober 2017 stabiler Befund

---

133 HNC Human-Neuro-Cybrainetics
134 EMDR Eye Movement Desensitization and Reprocessing

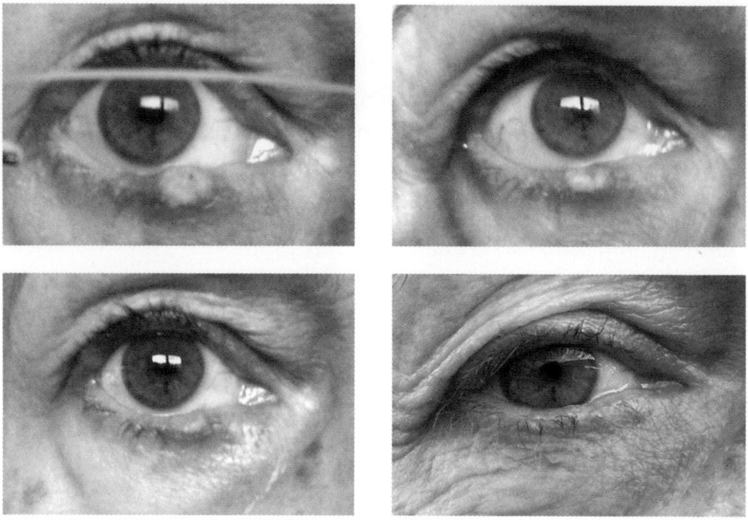

Heilprozess

Literaturempfehlungen:

- Ty Bollinger: „Krebs verstehen und natürlich heilen", „Die Wahrheit über Krebs", Kopp Verlag
- Rainer Körner: „Biologisches Heilwissen"
- Görnig/Garve: „Krebs – Chance oder Finale"

Weitere aufbauende Literatur ist „Prognose Hoffnung: Liebe, Medizin und Wunder" von Dr. med. Bernie Siegel, Econ Verlag, ISBN 3-612-26082-0. Elisabeth Kübler-Ross schreibt dazu: „ Ein wunderbares Buch, das jeder Arzt und Patient lesen sollte".

Kopfschmerzen und Migräne

Tipps für eine erfolgreiche Bemalung:
Zeichen direkt auf den Körper malen und eine Wasserübertragung vornehmen:

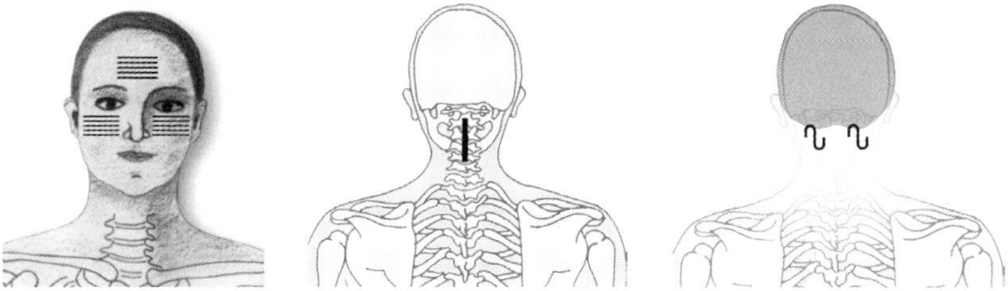

Psychische Ursache austesten:
Wo unterdrücke ich meine Liebe?
Wo unterdrücke ich meine Aggression?
Darf ich überhaupt Aggressionen spüren?
Muss ich immer lieb und brav sein?
Darf ich auch mal „nein" sagen?

Sonst findet im Kopf die „Explosion" statt, die wir im Außen nicht austragen „dürfen".

Testliste Spannungsschmerz:

Muskulatur	Kaumuskulatur Nackenmuskulatur Schulter- und Rückenmuskulatur	Massage, Osteopathie Arbeit an der Wut und Aggression
Wirbelsäule	HWS BWS LWS	Dornmethode, Osteopathie oder Chiropraktik

Meridiansystem	Gallenblasenmeridian Magenmeridian Blasenmeridian	Akupunkturpunkte Gallenblase 12 und 20 Magen 8 und Blase 1 austesten und gegebenenfalls bemalen[61]
Augen	Sehkraft überprüfen Brille überprüfen	Zum Augenarzt schicken
	Es besteht oft ein Zusammenhang zwischen den Augen und den Zähnen	Zum Zahnarzt schicken
Weitere Ursachen	Elektrosmog Erdstrahlen Lebensmittelunverträglichkeit Toxin-, Schwermetallbelastung	

Homöopathische Mittel	Ignatia	Bei Kummer
	Gelsemium	Vor Prüfungen, wichtigen Ereignissen, Kopfgrippe mit laufender Nase
	Silicea	Wenn durch Sitzen am PC verursacht oder vom Nacken hochsteigend
	Natrium muriaticum	Schulkopfschmerzen
	Thuja	Linksseitig, stechend
	Argentum nitricum oder Nux vomica	Durch geistige Arbeit, Stress
	Acidum nitricum	Bei unterdrückter Aggression
Pflanzliche Mittel	Petadolex (Pestwurz)[62]	Auch regelmäßig zur Vorbeugung

135 Mehr dazu im Buch: „Gesund mit Zeichen auf Akupunkturpunkten"
136 Von Weber Weber

Fall 77 „Kopfschmerzen"[137]: *Eine Teilnehmerin an einer Gymnastikstunde wollte die Halle frühzeitig verlassen, da sie schon den ganzen Tag unter Kopfschmerzen litt. Nach einer kurzen Testung malte ich ihr jeweils ein Sinus-Zeichen rechts und links auf die Stirn. Daraufhin spürte sie eine sofortige Besserung, so dass sie weiter mitmachen wollte. Am Ende der Stunde konnte sie die Halle lachend und schmerzfrei verlassen.*

Fall 78 „Migräne mit Aura"[138]: *Junge Frau, 27 Jahre alt, Schauspielerin, leidet seit vielen Jahren an starker Migräne mit Aura. Typisch für ihre Migräne ist, dass sie immer plötzlich kommt und ihr Sehvermögen dann sehr vermindert ist. Ich erzählte ihr von Heilen mit Zeichen und welche Zeichen sie im Fall einer Migräne aufmalen könnte. Sie war offen, aber auch ein bisschen skeptisch. Ein paar Tage später bekam sie eine Migräne mit Aura. Sie erinnerte sich an die Zeichen und malte sich 5 Querstriche unter die Augen, 5 Striche auf die Stirn und ein Sinuszeichen auf den Nacken. Zusätzlich stellte sie sich ein Heilwasser her, indem sie auf einen Zettel die Information Migräne schrieb und einen Sinus darüber malte und dieses informierte Wasser trank. Innerhalb von 10 Minuten war der Migräneanfall vorbei. Inzwischen hatte sie wieder einige abgeschwächte Migräneanfälle. Das Aufmalen der Zeichen und die Information halfen immer.*

Fall 79 „Aspirinwasser"[139]: *Eine schwangere Patientin erzählt mir am Telefon, dass sie derzeit immer wieder unter Kopfschmerzen leide. Ich rate ihr zu einer Wasserübertragung mit Aspirin (in der rechten Hand das Glas Wasser, in der Linken das Röhrchen mit den Aspirintabletten) und bitte um ihre Rückmeldung in einer Stunde. Bereits nach einer halben Stunde waren die Kopfschmerzen verschwunden.*

137 Regina Überrück
138 Angelika Platzer
139 Hedi Paul

Sinnesorgane

Augen

Du kannst mit Hilfe eines Atlasbildes vom Auge die verschiedenen Muskeln fürs rechte und linke Auge austesten und gegebenenfalls bemalen.

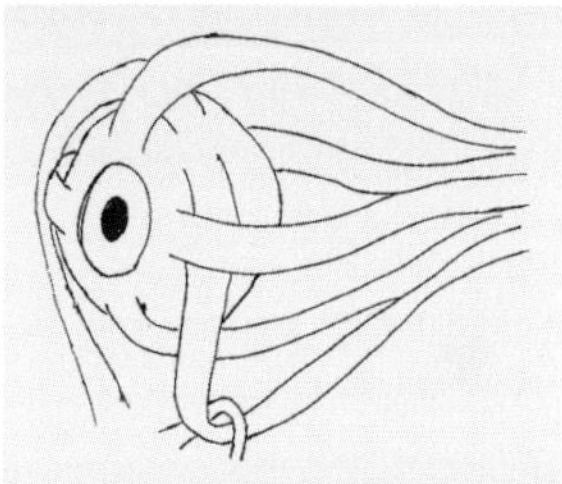

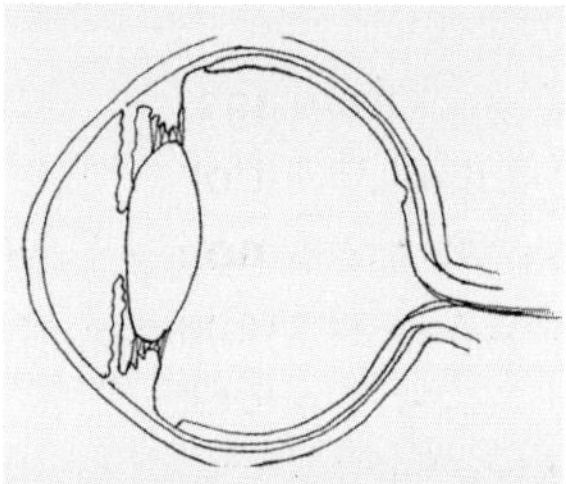

Weiter kannst du dir ein Heilwasser herstellen mit der Information „Kurzsichtigkeit", „Weitsichtigkeit", „Grauer Star", etc. mit Umkehrzeichen. Folgendes kann ausgetestet werden[140] und mit Umkehrzeichen versetzt werden. An beiden Augen:

- Visuelle Energie/Sehkraft
- Visuelle Wahrnehmungsfähigkeit
- Sehkaskade: Darunter versteht man den Prozess, wie das Auge Licht in biochemische Substanzen verwandelt. Dazu sind verschiedene Substanzen, wie z.B. Vitamine, erforderlich und es werden Energie und Sehfarbstoff verbraucht.
- Umgekehrte Sehkaskade ist der umgekehrte Prozess, bei dem die Substanzen wieder verfügbar gemacht werden. Das geschieht, wenn wir die Augen schließen.
- Ganglienzellen
- Biopolarzellen
- Horizontalzellen

140 Von Felicitas, Sperr, Landshut

- Stäbchen
- Zapfen

Generell:

- Akkommodation
  - Nahakkommodation
  - Fernakkomodation
- Energiefluss
- Blutkreislauf im Auge
- Flüssigkeitszirkulation
- Nährstoffversorgung im Auge
- Nahrungsaufnahme im Auge
- Saccadenbewegungen
- Peripheres Sehen
- Fusion der Bilder im Gehirn
  - Rechte Gehirnhemisphäre
  - Linke Gehirnhemisphäre
- Sehnerv
- Tränenflüssigkeit
- Stoffwechsel des Auges

Sehnerv Engpass-Stellen, aus Sicht der Osteopathie[141]
Beidseitig testen:

- Suboccipitalmuskel
- Temporale Knochen
- Nervus opticus
- Nervus ophtalmicus
- Sinus cavernosus

141 Von Manuela Ibel, Heilpraktikerin und Osteopathin, Landsberg

Generell:

- Occiput
- Atlas
- Axis
- Ganglion stellatum

Vom Ganglion stellatum gehen Fasern zur Iris. Schulterprobleme können Augenleiden verursachen und umgekehrt.

Fall 80 „Kurzsichtigkeit verschwindet“[142]: *Sylvia, eine Assistentin meiner Seminare, erlebte regelrecht eine Wunderheilung ihrer Kurzsichtigkeit. Bei einer Übung wurden die hier aufgeführten Begriffe getestet und mit Zeichen versehen, als auch die Bilder ihrer Augen. Es wurde das Programm gesetzt, es radionisch auf sie wirken zu lassen, solange es der Heilung diene. Als die Übung beendet war, wurde ihr schlagartig schlecht. Sie zog sich die Brille aus und bemerkte, dass sie ohne Brille wunderbar sehen konnte. Davor hatte sie ca. 4 Dioptrien gehabt. Am nächsten Tag suchte sie ihren Augenarzt auf, der ihr das bestätigte. Sie kam von nun an ohne Brille aus.*

Fall 81 „Tränende und brennende Augen“[143]: *Die Tochter einer meiner Klientinnen hatte von einem Tag auf den anderen tränende und brennende Augen. Sie konnte deshalb auch nicht mehr klar sehen und in der Schule die Schrift auf der Tafel nicht mehr lesen. Sie gingen zum Augenarzt und es wurde eine Gluten-Allergie festgestellt. Anschließend besuchten sie einen Heilpraktiker, der mit ihnen eine Ernährungsumstellung durchführte und sie dabei begleitete und die Allergie behandelte. Meine Klientin hatte in dieser Zeit einen riesigen Aufwand beim Kochen und musste den Speiseplan der Familie komplett umstellen bzw. die Mahlzeiten für die Tochter extra zubereiten. Aber sie hatten Erfolg und die Augen wurden immer besser, so dass sie langsam wieder normal essen durfte. Alle waren glück-*

142 Sylvia Bischur
143 Felicitas Sperr-Burger

lich und zufrieden. Doch nach kurzer Zeit begannen die Probleme mit den Augen erneut. Meine Klientin kam zu mir und meinte: „Jetzt musst es doch du nochmal probieren, ich bin am Verzweifeln." Der Heilpraktiker wollte die über Monate dauernde Ernährungsumstellung nun nochmal vornehmen. Sie war selbstverständlich weiterhin in ärztlicher Behandlung und ich arbeitete mit ihr ergänzend auf energetischer Ebene. Ich testete Lebensmittel anhand einer Testliste durch und neben dem Weizen testete auch noch Geflügelfleisch unverträglich. Wir fanden gemeinsam Themen, Gefühle und persönliche Erlebnisse, die eine Verbindung dazu hatten, und ich testete für sie drei oder vier Wasserübertragungen mit unterschiedlichen Themen aus, die sie nacheinander durchgeführt hat. Ihre Augen entspannten sich und bis heute sind die Probleme nicht mehr aufgetreten.

Fall 82 „Bindehautentzündung"[144]: *Mein Enkel Lorenz leidet immer wieder unter einer Bindehautentzündung. Ich teste mit seinem Bild das entsprechende Auge. Das Foto wird in eine Folie gesteckt und das Auge mit dem ausgetesteten Zeichen bemalt. Erstaunlich rasch ist bisher die Bindehautentzündung jedes Mal abgeklungen.*

Fall 83 „Fibrom am Augenlid"[145]: *Ich selbst spürte ganz plötzlich eine Schwellung am rechten Augenoberlidrand zwischen den Wimpern. Ich beobachtete sie ein paar Tage und sie wurde immer größer und war sehr störend. Ich machte einen Termin beim Augenarzt, der mich in die Augenklinik nach München verwies. Bei meinem dortigen Termin sagte man mir, dass es sich um ein Fibrom, auch Stielwarze, handelte, was nur in Vollnarkose operiert und entfernt werden kann. Daraufhin vereinbarte ich für fünf Wochen später einen OP-Termin. Ich dachte mir, dass ich diese Wochen unbedingt nützen wollte, um es vielleicht doch so los zu bekommen. So machte ich mich gleich an die Arbeit mit den Zeichen. Ich hatte mir die Bilder meines Auges von der Klinik mitgeben lassen, die ich dann auch*

144 Hedi Paul
145 Jenny Farousi

gleich austestete. Ich malte Zwei-Strich-Sinus darauf, machte damit eine Wasserübertragung und nahm dieses Heilwasser mehrmals täglich über knapp vier Wochen ein. Nach diesem Zeitraum war das Fibrom ganz verschwunden und kam auch nicht wieder. Den OP-Termin sagte ich mit großer Freude ab.

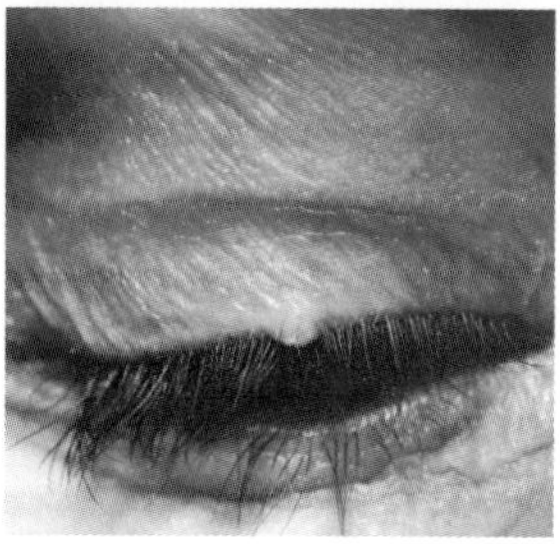

Davor

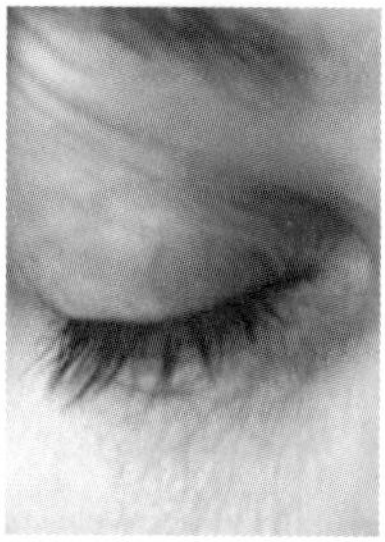

Danach

Fall 84 „Augenprobleme und Kopfschmerzen – leichtes Schielen bei Müdigkeit“[146]: *Eine 42-jährige Patientin klagte über immer wiederkehrende Kopfschmerzen und Druck über den Augen. Sie hatte viel Stress in der Arbeit. Anhand der Augentestliste und einem Blatt mit den abgebildeten Augenmuskeln testete ich die Muskulatur der Augen und malte das entsprechende Zeichen auf die betroffenen Augenmuskeln auf das Papier. Danach testete ich, wie gut beide Augen zusammenarbeiten, und gab der Patientin das Blatt mit „Disharmonische Zusammenarbeit im Innen und Außen“ für eine zweiwöchige Wasserübertragung. Die ersten 5 Tage sollte das Wasser mit dem Text mit Zwei-Strich-Sinus und dann 9 Tage mit Sinus schluckweise über den Tag getrunken werden. Nach zwei Wochen testete „Harmonische Zusammenarbeit im Innen und Außen“ mit Y. Die Kopfschmerzen und der Druck über den Augen waren bereits nach den ersten 5 Tagen verschwunden und nicht wieder aufgetreten.*

146 Andreàna Fischer

Ohren und Tinnitus

Unter Tinnitus versteht man ein subjektives, nur vom Betroffenen wahrgenommenes und von ihm mehr oder weniger als störend empfundenes Geräusch, das dauernd vorhanden ist oder impulsartig auftritt.

Zeichen direkt vor dem betroffenen Ohr malen und eine Wasserübertragung vornehmen.

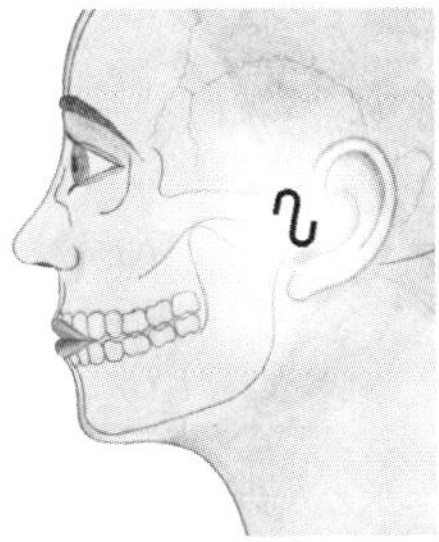

Alternativ kann auch ein Bild von einem Ohr, z.B. aus einem Anatomieatlas, bemalt werden. In diesem Fall kann ganz genau getestet werden, wo das Umkehrzeichen hingemalt werden soll.

Kommt meistens mit einem starken seelischen Druck oder viel Stress. Die psychische Ursache im aktuellen Zeitpunkt umschreiben oder im Psychomeridian nach der Ursache in der Vergangenheit suchen.

Ursachen können sein:

- Ohrkrankheiten und akustisches Trauma (Explosion, Diskothek, etc.)
- Toxische Schädigung des Nervus acusticus durch:
  - Antibiotika (Cibrobay, Tarivid, Trovan, Streptomycin, Neomycin oder Viomycin)
  - Blutdruckmittel vom Typ Angiotensin bzw. ACE-Hemmer
  - Schleimlösende Hustenmittel (Acetylcystein, Chinin, Salizyl)
  - Der berufliche Umgang mit Arsen, Blei oder Kohlenmonoxid.

  - Nikotin und Koffein
- Nach Schädeltrauma oder Cervical (HWS) bedingt durch Reizung des Sympathikus
- Acusticustumor
- Durch hohen Blutdruck, Hypertonie
- Blutstau durch Blutmykosen

Hilfreich kann sein:

- Chiropraktik/Dorn anwenden: Lösen der Blockierung der HWS. Vorsicht, da auch ein Tinnitus bei falscher Handhabung hervorgerufen werden kann.
- Pflanzlich von Hevert Ginkgo Aurum oder auch Alcea Ginkgo Tinktur.
- Homöopathische Mittel sind Secale cornutum, Coffea, China, Chininum sulfuricum, Phosphorus, Mercurius solubilis, Nux vomica und Kalium jodatum.

Fall 85 „Ohrenschmerzen"[147]: *Meine 2-jährige Enkelin hatte eine leichte Erkältung und plötzlich bekam sie Fieber und am rechten Ohr heftige Schmerzen. Ich habe dann sofort die Energiebalance durchgeführt und ziemlich viele Punkte bemalt. Anschließend bereitete ich eine Wasserübertragung für sie vor mit der Information: „Ohrenschmerzen und Ursache". Der Verlauf war von Vektor 8 bis Y und wurde auch auf Tee und Babyflasche von ihrer Mami übertragen. Durch meine schamanischen Erfahrungen weiß ich, dass Krafttiere hilfreich sein können, also habe ich ihr zur Hilfe ein Krafttier besorgt. Leonie suchte sich in einem ihrer Bilderbücher einen kleinen Tiger aus. Ich konnte bei ihr deutlich sehen, wie die Schmerzen allmählich erträglicher wurden und das Fieber sank. Auf die Frage nach dem Tiger kamen erstaunliche Reaktionen!!! Am Anfang schien es so, als würde sie ihn ganz nah an ihrer Seite haben und sogar neben ihm schlafen wollen. Allmählich entfernte er sich immer*

147 Maria Feichter-Unterhofer

weiter von ihr. Nach ein paar Tagen wurden ihre Blicke immer suchender und der Tiger war auch beim Kontrollgang hinter eine Tür nicht mehr auffindbar. Also vermittelte uns Leonie mit einer kleinen Handbewegung, dass sie seine Hilfe nicht mehr brauchte!

Schlafstörungen

Um auszuschließen, dass es sich um ein organisches Problem handelt, sollten folgende Substanzen getestet werden:

- Serotonin ist im Gehirn als Neurotransmitter für die Schlafregulation wichtig, während es im restlichen Körper ein Entzündungsmediator ist. Serotonin spielt beim synchronisierten Schlaf eine Rolle, während
- Noradrenalin für den desynchronisierten Schlaf (REM, Rapid-Eye-Movement) verantwortlich ist.
- Durch die Melatonin-Ausschüttung kann eine Elektrosmog-Belastung nachgewiesen werden. Sie wird von dem Sonnenlicht gesteuert und ist am höchsten in der Nacht. Dazu wird am besten zwischen 12 und 3 Uhr morgens Blut abgenommen und der Gehalt an Melatonin getestet. Bei vermindertem Melatoninspiegel liegt eine Elektrosmogbelastung vor. Daher wird oft Melatonin bei Schlafproblemen verschrieben. Allerdings vorsichtig damit umgehen, da auch eine Abhängigkeit geschaffen werden kann.
- In den Wechseljahren oft in Zusammenhang mit einem Progesteronmangel.[148]

Sollte eine dieser Substanzen fehlen, kann sie informatorisch dem Körper zugefügt werden.

148 Siehe „Gesund mit Zeichen auf Akupunkturpunkten", Kapitel Hormonbalance

Zusätzlich sollte Folgendes ausgeschlossen werden:

- Den Schlafplatz nach Erdstrahlen austesten lassen. Dein eigenes Bett selbst auszutesten ist meistens schwierig, speziell wenn man Probleme damit hat.
- Bett, Bettzeug und Matratze austesten.
- Psychische Ursache suchen, in der Gegenwart oder über den Psychomeridian.

Ein rotes Ypsilon hinter das linke Ohrläppchen gemalt, ca. 1,5 cm nach oben versetzt, soll die Schlafprobleme lindern.[149] Zusätzlich eine Wasserübertragung vornehmen.

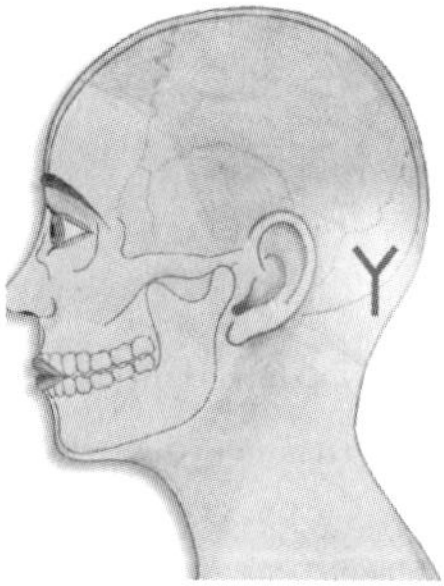

Hilfreich kann sein:
- Blaue Farbe verstärkt im Schlafbereich benützen, z.B. als Bettwäsche und Licht. Blau wirkt beruhigend.
- Homöopathische Mittel sind Coffea cruda, Kalium bromatum, Aurum metallicum, Mercurius solubilis, Cypredium pubeszens, Passiflora incarnatus, Arsenicum album, Natrium muriaticum und Pulsatilla.

Fall 86 „Alpträume"[150]: *Ein 58 Jahre alter Mann kam in meine Praxis und erzählte mir, dass er seit mehreren Wochen nicht mehr richtig schlafen könne, weil er unter starken Alpträumen leide. Er wusste*

149 Von Diethard Stelzl, „Heilen mit kosmischen Symbolen", Schirner Verlag. Siehe auch „Heilen mit Zeichen", Nymphenburger Verlag
150 Claudia Sitter

nicht, woher sie kamen oder warum sie da seien. Jedoch war er mit seinen Nerven am Ende, da er keine Nacht durchschlafen konnte und selbst Schlaftabletten nicht das gewünschte Ergebnis brachten. Wir arbeiteten kinesiologisch und ich schrieb für ihn im Anschluss eine Wasserübertragung. Es testete „Ursache Alpträume" mit einem Sinus. Diese Wasserübertragung sollte er eine Woche lang vier Mal täglich zu sich nehmen. Nach dieser Woche testete ich eine neue Wasserübertragung: „Mein Schlaf ist tief und erholsam" mit Y verstärkt. Diese Wasserübertragung sollte der Klient ebenfalls eine Woche vier Mal am Tag trinken. Nach einem knappen Monat bekam ich eine E-Mail vom ihm, in der er berichtete, dass die Alpträume bereits in der ersten Nacht nach der Wasserübertragung deutlich weniger gewesen seien. Nach zwei Wochen waren keine Alpträume mehr da, und er konnte wieder durchschlafen.

Fall 87 „Schlafstörungen"[151]: *Ein Teilnehmer aus meinem Workshop erzählte, dass er nachts nicht schlafen könne und morgens völlig übermüdet sei. Durch seinen Beruf als Lastwagenfahrer müsse er oft im Führerhaus seines LKWs übernachten, das mit Hightech-Ausrüstung bestückt sei und Elektrosmog produziere. Auf Anraten legte er das Elektrosmogzeichen direkt auf seinen Bordcomputer im Lastwagen. Darauf gab er mir folgende Rückmeldung: „Ich schlafe jetzt wie ein Baby und habe auch andere Kollegen auf das Elektrosmogzeichen aufmerksam gemacht.*

Unfruchtbarkeit

Ursache kann sein:

- Elektrosmog: Handystrahlen (Handy in der Hosentasche tragen) oder W-Lan (Laptop auf dem Schoß).
- Stress, Druck, zu wenig Entspannung

151 Elisabeth Bond

- Amalgambelastung
- Angst vor dem, was auf einen zukommt

Bei Sterilitätsproblemen kann Folgendes getan werden:

Eine Nosode aus dem Sperma des Mannes herstellen, entweder mit einem Umkehrzeichen, d.h. Sperma in einen Briefumschlag geben, diesen in eine Plastikfolie stecken und mit Umkehrzeichen versehen (Sinus oder die Verstärkung mit Strichen) und auf Wasser übertragen, riechen und trinken. Oder falls das Sperma mit Vektor 1 testet, positiv mit Ypsilon verstärken. Zusätzlich kann der Mann ein Wasser informieren mit:

„Mein gesundes Sperma erreicht schnell das fruchtbare Ei"

Die Frau kann ein Wasser informieren mit: „Ich werde leicht schwanger, habe eine schöne Schwangerschaft und gebäre auf natürlichem Weg ein gesundes Baby" mit Ypsilon.

Das Paar kann vor dem Beischlaf 3-5 Globuli Pulsatilla C30 nehmen.

Übergewicht

- Amalgambelastung ausschließen. Das Fettgewebe speichert Gifte, so dass eine Ausleitung bei fettleibigen Menschen länger dauert und gründlicher durchgeführt werden muss.
- Mykosen testen.
- Lebensmittelunverträglichkeiten sind oft die Ursache.
- Blaue Tischdecke, blaues Geschirr hilft, weniger zu essen.
- Dickdarm-Meridian: Grenzen setzen.
- Im Psychomeridian austesten, wo die Ursache in der Psyche liegt.
- Mögliche Ursachen können sein:

1. Panzer – der Betroffene ist nicht fähig, Gefühle zuzulassen, da dies zu schmerzhaft wäre. Lieber greift er dafür in den Kühlschrank.
2. Sexuelles Thema, „ich mache mich unattraktiv“.
3. Familienthema, alle sind dick oder dick sein wird abgelehnt, etc.

Fall 88 „Übergewicht“[152]: *Eine 29 Jahre alte Klientin kam zum ersten Mal in meine Praxis. Sie war sehr unglücklich über ihr Übergewicht (sie wog 98 kg). Sie erzählte, dass keine Diät, kein Mittel und kein Pulver ihr helfen würde, sie hätte schon alles ausprobiert. Seit sie ein kleines Kind war, hätte sie Probleme mit ihrem Gewicht. Sie beschrieb Ess-Attacken und übermäßiges Essen, bis ihr schlecht war. Nun wollte sie herausfinden, ob die Zeichen etwas für sie wären. Nach den Vortests kamen wir auf ihren Psychomeridian[153], den ich sogleich austestete. Im Alter von 6 Jahren kam ein negativer Ausschlag. Ich fragte sie, ob sie sich an ein bestimmtes Erlebnis im Alter von sechs Jahren erinnern könnte. Sie erzählte, dass ihre kleine Schwester geboren wurde als sie sechs war und dass das für sie nicht ganz leicht gewesen sei. Sie fühlte sich plötzlich unwichtig, ungeliebt und zweitrangig, da die Mutter sich intensiv um das Neugeborene kümmerte und der Vater arbeiten war. Sie erzählte, dass sie in dieser Zeit oft bei ihren Großeltern gewesen war, was sie sehr traurig gemacht hatte. Sie vermisste den starken Bezug zu ihrer Mutter. Außerdem erinnerte sie sich daran, dass sie zu dieser Zeit begonnen hatte, bei den Großeltern Süßigkeiten zu essen, was ihr zu Hause nicht erlaubt war. Das neue Familienleben mit ihr, ihren Eltern und ihrer Schwester normalisierte sich erst nach etwa einem Jahr wieder. Sie konnte sich daran erinnern, dass in dieser Zeit die Probleme mit dem Essen und ihrem Gewicht begonnen hatten. Doch seit dieser Zeit hatte ihr keine Diät oder andere Methode helfen können. Ich schrieb ihr eine Wasserübertragung: „Sechs Jahre, Ursache Übergewicht“ mit einem Sinus-Ein-Strich versehen. Ich testete, dass*

152 Claudia E.

153 Beschrieben im E-Book „Psychomeridian“ https://praneohom.de/ebooks/

sie drei Mal täglich für vier Wochen lang das informierte Wasser trinken sollte. Nach den vier Wochen sollte sie mit derselben Wasserübertragung, mit einem Sinus-Zeichen versehen, fortfahren, einmal täglich für zwei Wochen. Nach sechs Wochen kam die Klientin wieder in meine Praxis. Sie erschien mir sehr glücklich und erzählte mir, dass sie es geschafft habe, sechs kg abzunehmen. Außerdem habe sie mit ihrer Mutter über das Thema geredet und sich ausgesprochen und offene Wut und Trauer aus sich heraus gelassen hat. Ich testete eine neue Wasserübertragung: "Wohlfühl- und Idealgewicht" mit einem Ypsilon verstärkt. Das informierte Wasser sollte sie über Monate hinweg einmal täglich trinken. Zwei Monate später kam die Klientin zum dritten Mal in meine Praxis und ich staunte nicht schlecht, als ich sie sah. Sie hatte deutlich abgenommen. Im Gespräch erzählte sie mir, dass sie in den letzten zwei Monaten 11 kg abgenommen habe. Sie würde „entspannter" essen, gesünder und leichter. Aber ohne Zwang, sondern ganz automatisch. Außerdem hätte sie Schwimmen für sich entdeckt. Sie strahlte übers ganze Gesicht und war verblüfft über die Wirkung der Zeichen. Bis heute kommt die Klientin regelmäßig in meine Praxis und wir arbeiten an ihrer persönlichen Entwicklung, was mich sehr freut.

Verdauung

Was kann ich nicht verdauen? Was hängt mir im Magen?

Magen

Unterdrückte Wut und Schmerz können zu Magenbeschwerden führen. Was habe ich verschluckt, dass es mir schwer im Magen liegt? Welche Verletzung kann ich nicht zeigen? Etwas nicht mögen bzw. nicht verdauen können, was man geschluckt hat; und nun gärt es vor sich hin.

Fall 89 „Sodbrennen"[154]: *Eine Patientin (74 Jahre) kommt wegen Sodbrennen, das sie schon seit langer Zeit begleitet. Auf meine Frage, ob sie irgendeine Angst quäle, antwortet sie sofort: „Ja, ich habe Angst, dass mein Mann vor mir stirbt und ich dann nicht zurechtkomme". Ich lasse sie diesen Satz aufschreiben und male ein Drei-Strich-Sinus drüber. Dann suchen wir eine positive Formulierung: „Ich werde zurechtkommen, auch wenn mein Mann vor mir stirbt". Diesen Satz versehen wir mit einem Y. Mit dieser positiven Formulierung, verstärkt durch das Ypsilon, macht sie für 17 Tage zweimal täglich eine Wasserübertragung. Bereits nach 14 Tagen berichtet sie, dass sie kein Sodbrennen mehr hat. Das ist bis heute so geblieben.*

Darm

- Oft belastet nach Antibiotikum-Einnahme
- Basische Ernährung mit viel Gemüse, Obst und Kräutern
- Verzicht auf Kaffee, Alkohol, Zucker und Fleisch
- Heilmittel: Probiotica (Omnibiotik), Koli-Präparate (Mutaflor), Acidophiluspräparate (Paidoflor), Spirulina-, Chlorella-Algen, Basenpulver, Okoubaka, basisch wirkende Tees, insbesondere Lapachotee (Candida-Diät), Kukichatee, Joghurt, Prebiotica („Futter" für die Darmbakterien), Aloe vera.
- Lebensmittelunverträglichkeiten ausschließen (Gluten, Laktose, Histamin, Fruktose) durch vorübergehenden Verzicht von Nahrungsmitteln, die diese Bestandteile enthalten.
- Toxin- (Amalgam und Quecksilber) und Mykosenbelastung (Candida) testen und ausleiten[155].

Fall 90 „Chronische Darmentzündung"[156]: *Eine 52-jährige Frau hatte eine chronische Entzündung des Darmes und stand insbesondere bei akuten Beschwerden unter starken Medikamenten. Der Schlaf war*

154 Hedi Paul
155 Erklärt im Buch „Gesunde Entgiftung mit Zeichen"
156 Stefan Guhr

bei ihr zufriedenstellend, aber nicht bei ihrem Ehemann, der unter Schlafstörungen litt. Neben dem Abschalten der weitgehend unterschätzten, subtilen, jedoch nachhaltigen Störquelle Elektrosmog, erfolgte die Energiebalance, die mir immer auch zur initialen Indikation dient. Diese zeigte eine deutliche Lebensmittelunverträglichkeit, die auch die Entgiftungsorgane bereits deutlich in Anspruch nahm. Ohne in den schulmedizinischen Prozess einzugreifen, wurde eine Diät eingeleitet und energetisch mit der Einhandrute permanent überprüft. Sie bestand aus:

- *Entfernen von bestimmten Lebensmitteln vom Speiseplan*
- *Entgiftung (Mobilisierung, Ausleitung, Unterstützung der Entgiftungsorgane)*
- *Gezielte Zuführung hochdosierter Nahrungsergänzungsmittel*

Nach ca. einer Woche setzte sie nach eigenen Angaben die permanente allopathische Medikation ab, eine akute Medikation war überhaupt nicht mehr notwendig. Nach sechs Monaten war die Entgiftung soweit abgeschlossen und die hochdosierte Zuführung reduziert, dass auf eine nachhaltige Nahrungsergänzung umgestellt werden konnte.

Gallenblase und Leber

Außer den üblichen Zuordnungen wie unterdrückte Wut, Ärger und Gereiztheit, hat die Gallenblase auch mit unserer Beziehung zu unserer eigenen Mutter zu tun, aber auch mit der Beziehung zu unserem Muttersein. Menschen mit Gallenblasenproblemen haben ein starkes Bedürfnis nach Freiheit. Auch Angst, wie Überlebensangst, kann einen Gallenblasenschaden bewirken.

Dabei kann die Ursache weit zurück liegen, wie bei einer Patientin von mir. Deren Mutter hatte sie die ersten 24 Stunden nach der

Geburt, nach Anweisung der damaligen Ärzte, nicht gestillt. Diese waren der Meinung, dass die Vormilch, das Kolostrum, dem Baby schaden würde. Das Baby erlitt allerdings ein emotionales Trauma in der Angst zu verhungern und zu verdursten. Die hinterließ einen Schaden in der Gallenblase. Immer wieder in ihrem Leben, wenn sie in Situationen kam, in denen diese Angst hervorgerufen wurde, bekam sie Gallenblasenkoliken bis die Ursache gefunden und aufgelöst wurde.

Die Leber braucht Sicherheit und Stabilität. Die Energie der Bäume ist hilfreich: lange Spaziergänge im Wald, Bäume umarmen, sich anlehnen an einen großen, starken Baum können unsere Leber stärken.

- Zeichen direkt auf die Leber-/Gallenblasengegend malen und eine Wasserübertragung vornehmen.

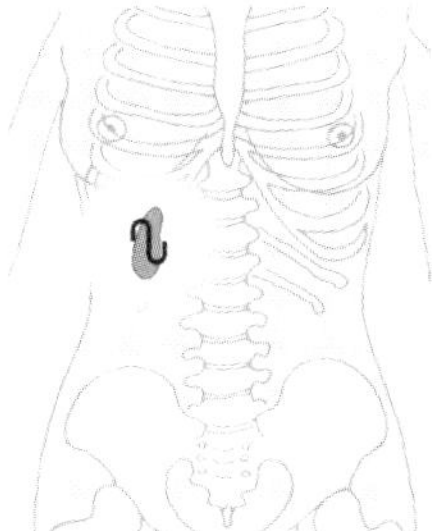

- Diät zur Prophylaxe: Unsere Ernährung enthält zu wenige Bitterstoffe, die unsere Gallenblase dringend braucht. Daher empfehle ich Senf, Artischocken, Rettich, bittere Salate und Gemüsesäfte reichlich zu sich nehmen.
- Auf Fett, Alkohol, Kaffee, Nikotin und Süßigkeiten weitgehend verzichten.
- Basenpulver regelmäßig nehmen, regt den Stoffwechsel an. Zu viel davon führt zu Durchfall.
- Parasitenbefall ausschließen und gegebenenfalls ausleiten. Dafür empfiehlt sich die Parasitenkur nach Dr. Clark.

- Homöopathische Notfallmittel bei Koliken sind Belladonna und Bryonia (auch bei Blinddarm). Weitere Mittel sind Nux vomica, Natrium sulfuricum und Berberis vulgaris.
- Weitere Heilmittel sind Bitterstoffe, wie bittere Magenkräuter, Bitterkraft, Mariendistelpräparate, Schwedenbitter, Löwenzahntinktur.
- Bei Cholesterinsteinen: Cholesterinum D4 häufig nehmen
- Tibetan Pulsing Healing ist eine tibetische Körperarbeit. Dabei werden bestimmte Punkte am Körper berührt, während durch Fühlen des Pulsschlages ein magnetisches Feld aufgebaut wird. Diese Sitzungen begleite ich gerne mit Obertönen, die ich laut singe. Die Erfahrung hat gezeigt, dass dadurch die Steine „berührt und zertrümmert werden". Diese Behandlung muss mindestens eine Stunde lang und möglichst von mehreren Anwendern gleichzeitig durchgeführt und wiederholt werden.

Fall 91 „Gallenkolik"[157]: *Als ich 2001 eine Gallenkolik bekam, war ich auf dem Weg zurück vom Restaurant in meine Praxis in München. Eine halbe Stunde später würde mein erster Patient kommen. Ich malte mir Zwei-Strich-Sinus auf die Gallenblase und trank viel informiertes Wasser (Gallenkolik mit Zwei-Strich-Sinus). Eine halbe Stunde später war ich in der Lage, problemlos die Patientin zu empfangen, da die Gallenkolik abgeklungen war.*

Verletzungen

Wunden

Bei Wunden können die Zeichen entweder auf das Pflaster oder den Verband gemalt werden oder falls die Wunde frei gehalten wird, auch neben die Wunde. Bei einem akuten Geschehen kann die Information öfters auf Wasser übertragen werden.

157 Layena Bassols Rheinfelder

Fall 92 „Brandblasen"[158]: *Kind, 12 Jahre, mit mehreren großen Brandblasen an beiden Fußsohlen, entstanden durch barfüßiges Fußballspielen auf heißem Asphalt. Nach Testung sollten die Blasen entweder direkt mit einem Sinus, Ein-Strich- oder Zwei-Strich-Sinus bemalt oder von allen vier Seiten umgeben werden. Am nächsten Morgen waren die Blasen schon vergessen. Das Kind konnte wieder fröhlich die Treppe herunterlaufen und schmerzfrei auftreten.*

Fall 93 „Wunde am Fuß"[159]: *Eine Freundin hatte seit mindestens einem halben Jahr eine Wunde am Fuß, die sie sehr störte und immer wieder Jucken verursachte. Sie bekam vom Arzt eine Salbe mit Cortison und die Wunde reagierte kaum darauf. Da sie von meiner Arbeit mit den Zeichen wusste, fragte sie mich, ob ich sie zusätzlich energetisch unterstützten könnte. Sie versicherte mir, dass sie die ärztliche Behandlung wie gewohnt fortführen würde. Ich testete, welches Umkehrzeichen sie neben der Wunde malen und wie lange sie es nachmalen sollte. Dann das nächste, schwächere Zeichen und die Dauer und so weiter. Ich malte ihr die Zeichen auf einen Zettel und schrieb die jeweilige Dauer dazu. Bis es, voraussichtlich 2 Wochen später, ausgeglichen testete, und ich bat sie dann zu mir zu kommen, damit ich es nachtesten könnte. Sie kam mit einem kleinen Geschenk zu mir, weil die Wunde in der kurzen Zeit komplett verheilt war.*

Verbrennungen

Fall 94 „Brandblasen durch geschmolzenes Plastik"[160]: *Ein 12jähriger Junge hatte im Garten mit dem Feuerzeug einen Kochlöffel aus Plastik geschmolzen, um daraus Neues zu kreieren.Er bewegte den Kochlöffel mit der Hand hin und her und dabei tropfte ihm flüssig gewordenes Plastik auf den nackten Fuß. Er hatte eine nahezu 50 Cent.-große Brandwunde und mehrere kleinere Brandwun-*

158 Regina Überrück
159 Felicitas Sperr-Burger
160 Andreàna Fischer

den. Die große Brandwunde zeigte eine weiße Oberfläche, was nicht das Plastik war, sondern Verbrennungen 2., fast 3. Grades. Die Schmerzen waren erstaunlicherweise erträglich. Sofort testete ich die Wunden aus und zeichnete auf ein Papier einen Fuß mit den Positionen der Verletzungen. Auf die eingezeichneten Stellen schrieb ich die ausgetesteten Vektoren – Drei-Strich-Sinus auf die große Stelle, Zwei-Strich-Sinus auf eine kleine Stelle über dem kleinen Zeh und Sinus auf weitere Stellen. Dies ließ ich radionisch wirken und gab zusätzlich auf die Stellen therapeutisches Lavendelöl.

Innerhalb von 3 Tagen war die große Brandwunde sichtbar kleiner geworden, die kleinen Wunden verschorften bereits und eine zweite, größere Wunde nässte. Ich veränderte die Zeichen und malte nun Ein-Strich-Sinus und gab ein Gelpflaster[161] *darauf, um die Granulation der Wunde zu verbessern. Innerhalb von 10 Tagen war die Wunde verheilt.*

Insektenstich

Fall 95 „Insektenstiche"[162]: *2017 hatten wir viele Tigermücken, auf deren Stiche ich ziemlich stark reagiert habe. Ich habe immer erst nach 5 oder 6 Stichen die Mücke bemerkt, danach brannte mir z.B. das ganze Bein und sogar Drei-Strich-Sinus mit den 4 Strichen außen herum half nicht besonders. Schwellung und Juckreiz waren sehr stark. Da fiel mir auf, dass ich auf dieses Gift wie allergisch reagiere. Ich habe dann ein Heilwasser gemacht mit Insektengift und vom Drei-Strich-Sinus bis zum Y abgearbeitet. Jetzt bemerke ich die Mücke spätestens nach dem ersten Stich, wenn nicht schon vorher, und die Stelle juckt nur ganz kurz und hat nur eine kleine Rötung. Jetzt kann ich wieder ohne Panik auf der Terrasse sitzen.*

---

161 Gelpflaster sind medizinische Pflaster, die Brandwunden feucht halten, damit das Gewebe nicht so stark granuliert und die Narben schöner werden.
162 Karin Winkler-Pircher

Fall 96 „Quallenstich“[163]: *Als ich 2010 auf Mallorca war, wurde ich von einer giftigen Qualle am Oberarm berührt. Es brannte tierisch und die Haut war gleich mit roten Pusteln besät. Da ich keine Rute und auch keinen Stift am Strand dabei hatte, malte ich mit der Sonnencreme intuitiv das Zeichen Zwei-Strich-Sinus auf die Stelle. Außerdem informierte ich das Wasser in meiner Wasserflasche mit der entsprechenden Heilinformation „Qualle mit Zwei-Strich-Sinus“ und trank große Mengen meines persönlichen Heilwassers. Die Beschwerden sind nach kurzer Zeit abgeklungen und am Abend war auf der Haut nichts mehr zu sehen.*

Fall 97 „Mückenstich“[164]: *Bei einer Wanderung zeigte mir eine Freundin ihren Arm. Sie war gerade erst von einer Mücke gestochen worden, doch der Stich war schon stark gerötet, juckend und geschwollen. Da wir keinen Stift dabei hatten, zeichnete ich ihr mit dem Fingernagel ein Sinus auf die Schwellung. 15 Minuten später fragte ich sie beiläufig, was denn ihr Stich mache? Sehr erstaunt stellte sie fest, dass alles wieder in Ordnung war.*

Zähne und Parodontose

- Zeichen auf die Röntgenbilder auf Zahn und Zahnfleisch malen und eine Wasserübertragung vornehmen.
- Warum zieht sich etwas zurück? Wovon ziehe ich mich zurück?
- Nicht ausgedrückte Aggression. Sich nicht wehren können
- Was kann ich nicht mehr beißen?
- Zusammenhang mit Darm und dem Verdauungssystem. Die Verdauung fängt im Mund an.
- Amalgambelastung immer wieder testen. Blockierung von Stoffwechselprozessen.

163 Layena Bassols Rheinfelder
164 Regina Überrück

- Oft bei Menschen, die in der frühen Kindheit einen Missbrauch erlebt haben

Mittel zum Austesten für das Zahnfleisch, hilfreich zum Spülen der Mundhöhle, aber auch zum Auftragen direkt auf die Mundschleimhaut. Dazu die betroffene Stelle mit einem Wattestäbchen betupfen und einziehen lassen.

- Teebaumöl, Mundwasser[165]
- Salviathymol[166]
- Kolloidales Silber[167]
- EM Effektive Mikroorganismen[168]
- Salzwasser

Regelmäßige Reinigung

Zur Reinigung empfiehlt es sich Interdentalbürsten[169] zu benützen. Bei manchen Menschen ist auch die Mundddusche hilfreich, wenn die Zahnfleischtaschen nicht zu groß sind, da die Gefahr besteht, dass die Nahrungsreste dabei in die Taschen gedrückt werden. Vierteljährlich sollte eine gründliche Tiefenreinigung der Taschen durch den Zahnarzt vorgenommen werden.

Ölsaugen aus Russland

Pflanzenöl[170], kaltgepresstes Bio-Sonnenblumenöl oder Kokosöl, maximal ein Suppenlöffel, minimal ein Teelöffel, wird in die Mundhöhle eingeführt. Das Öl wird dann ohne Hast und Mühe im Mund gesaugt, gespült, durch die Zähne gesogen bei geschlossenem Mund. Einmal täglich 15 – 20 Min. Das Öl darf auf keinen Fall hin-

165 CMD Naturkosmetik, www.cmd-natur.de
166 Madaus, www.rottapharm-madaus.de
167 Klösterl- Apotheke München, www.kloesterl-apotheke.de
168 Puravita, 82266 Inning, www.puravita.de
169 Curaprox Interdentalbürsten, www.curaprox.com
170 Kräuter-Mundöl, Kösterl-Pharma, Klösterl- Apotheke München

untergeschluckt werden. Es ist zuerst dickflüssig, dann aber wird es dünnflüssiger, wonach es ausgespuckt werden muss. Die ausgespuckte Flüssigkeit sollte so weiß sein wie Milch. Ist sie noch gelb, ist es ein Zeichen, dass das Spülen von zu kurzer Dauer war.

Nach dem Ausspucken muss die Mundhöhle mehrmals gründlich mit warmem Wasser gespült und die Zähne mit der Zahnbürste gereinigt werden. Die ausgespuckte Flüssigkeit ist sehr giftig (bildlich gesprochen). In der ausgespuckten Flüssigkeit befinden sich große Mengen Bakterien, verschiedene Krankheitserreger und andere schädliche Substanzen. Würden wir einen Tropfen davon unter einem 600-fachen Mikroskop untersuchen, bekämen wir eine Art von beweglichen Fasern zusehen. Gerade das aber sind die Mikroben in ihrem ersten Entwicklungsstadium. Es ist besonders wichtig zu betonen, dass sich während des Saugens und Schlürfens der Stoffwechsel des Organismus verstärkt abwickelt und so ein dauerhafter Gesundheitszustand erreicht werden kann.

Testliste Zähne und Parodontose

Zähne	Karies Kaufunktion Fraktur Eiterherd Zahnwurzel tot Zahnnerv entzündet Zahnhals	Zum Zahnarzt schicken
Zahnfleisch	Verletzung Verbrennung Entzündung Parodontose	Zum Zahnarzt schicken
Kiefergelenke	Rechts/Links/Beide	Zum Zahnarzt, Osteopathen oder Kieferorthopäden schicken
Muskulatur	Kaumuskulatur Nackenmuskulatur Schulter- und Rückenmuskulatur	Massage, Osteopathie Arbeit an der Wut und Aggression

Fall 98 „Empfindlicher Zahn beruhigt sich und Zahn-Wellness“[171]: *Einer meiner Zähne reagierte sehr empfindlich auf heiße und kalte Speisen. Es wurde mit der Zeit immer unangenehmer. Nach mehreren Besuchen bei meinem Zahnarzt, die immer eine kurzfristige Verbesserung gebracht hatten, wollte ich meinem Zahn mit den Zeichen zusätzlich zur ärztlichen Behandlung etwas Gutes tun. Wenn mein Zahn rebellierte, testete ich auf meiner Backe und malte dort das entsprechende Zeichen mit einem UV-Stift auf. Es tat mir immer sehr gut. Trotzdem suchte ich meinen Zahnarzt selbstverständlich weiterhin auf.*

Bei meinen Zähnen habe ich außerdem sehr gute Erfahrungen gemacht, wenn ich die Begriffe „Liebe und Dankbarkeit“ auf einen Zettel geschrieben habe und sie direkt auf meinen Zahn übertragen habe. Dazu nahm ich den Zettel in die linke Hand und legte meinen rechten Zeigefinger meistens direkt auf den geschwächten Zahn. Die Zeitdauer testete ich aus oder ließ die Energie nach Gefühl fließen. Das war Wellness für meine Zähne.

Fall 99 „Karies“[172]: *Eine Freundin aus Kindertagen kontaktierte mich im Jahr 2015, weil ihr mittlerer Sohn (sie hat 3 Jungs) seit Jahren mit Karies geplagt war. Sie wusste nicht mehr, was sie noch tun sollte: Zucker reduzieren, 3 x täglich Zähne putzen – nichts hat geholfen. Meine Freundin wurde selbstverständlich ausdrücklich darüber aufgeklärt, dass meine Arbeit keinesfalls die Behandlung durch einen Zahnarzt ersetze. Sie wollte sich dennoch zusätzlich zu den regelmäßigen zahnärztlichen Behandlungen noch alternative Unterstützung bei mir holen.*

Das erste, was mir einfiel, war das Thema „Durchbeißen“. Als mittleres Kind teilt er das Schicksal vieler anderer, dass er im Kreise seiner Geschwister immer wieder untergeht. In der Schule lässt er sich eher von den anderen Kindern ärgern oder schlagen, bevor er „die

171 Felicitas Sperr-Burger
172 Katharina Kornprobst

Zähne zeigt" und mal dagegen hält. Wir haben ihm dann einen Stein programmiert mit einer stärkenden, positiven Affirmation, den er für zwei Wochen täglich in die Hosentasche stecken sollte. Den Text weiß ich leider nicht mehr. Der Stein sollte auch ein Stück weit zum „Festhalten" dienen. Außerdem – und das hat mich etwas erstaunt – testete im Psychomeridian seine Geburt mit Vektor 7. Darauf wäre ich erst mal nicht gekommen!

Auf meine Nachfrage hin habe ich dann erfahren, dass es eine schwere Geburt war, die sich über Stunden hinzog und am Ende musste er doch per Kaiserschnitt geholt werden. Es saß anscheinend so tief, dass er sich damals, als er es wollte, nicht durchbeißen konnte und durfte, so dass er im Laufe der Jahre Karies entwickelt hatte. Wir haben dann mit Wasserübertragung gearbeitet und den Begriff „Kaiserschnitt" zunächst mit Zwei-Strich-Sinus, dann mit Sinus und schließlich mit Y (laut Testung jeweils für 2 Tage 1 Glas pro Tag) umgeschrieben. Im Anschluss sollte noch der Begriff „Karies" zunächst mit einem Sinus und dann mit einem Y versehen (laut Testung jeweils 2 Gläser für 2 Tage) auf Wasser übertragen werden.

Dann habe ich beide in den Alltag entlassen mit dem Hinweis, sie sollen jetzt einmal schauen, wie es weiterhin geht, und was der Zahnarzt bei der nächsten Kontrolle sagt. Wichtig wäre, weiterhin regelmäßig den Zahnarzt aufzusuchen und die Behandlungen dort unbedingt weiter zu führen. Evtl. müssten wir nach den jeweiligen Zahnarztterminen nochmal testen, falls sich das Ganze als hartnäckiger herausstellt. Es kann durchaus Geduld erfordern. Dieser Hinweis hat sich anscheinend als wichtig für die Mama in ihrer Not herausgestellt. Inzwischen habe ich beide immer wieder getroffen und sie haben mir mitgeteilt, dass der Zahnarzt beim ersten Termin nach unserer Arbeit noch einmal Karies festgestellt hat, aber alle weiteren Kontrolltermine in den letzten zwei Jahren immer ohne Befund waren.

Fall 100 „Kieferengstellung“[173]: *Bei meinem siebenjährigen Sohn sollte eine Gaumennahterweiterung durchgeführt werden, um genügend Platz für die nachrückenden Zähne zu schaffen. Ich malte nach genauer Testung das Zeichen „Zwei-Strich- Sinus“ auf die Röntgenbilder und gab meinem Sohn die Aufgabe, sich täglich ein Heilwasser herzustellen mit der Information: „Mein Kiefer erweitert sich so, dass genügend Platz da ist für alle Zähne“. Nach kurzer Zeit bemerkte ich eines Morgens nach dem Aufstehen bei meinem Sohn Lücken in seinem Gebiss. Ich dachte, er hätte über Nacht die oberen Eckzähne verloren, aber keineswegs. Der Kiefer hatte sich so erweitert, dass seine kleinen Finger in die Lücken passten, die entstanden waren. Gibt's das? Ja, kann ich nur sagen. Wenn Heilung geschieht, ist es Gnade. Ich empfinde es als große Dankbarkeit, dass ich es in so einem hohen Maße erleben darf.*

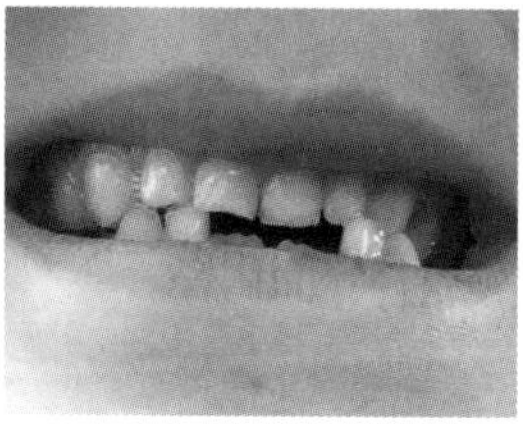

Davor

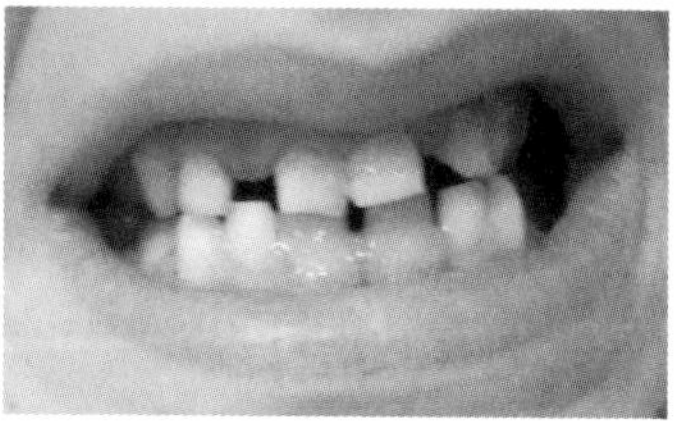

Danach

173 Jenny Farousi

Erfahrungen und Anwendungen

Kinder, Babys und Geburt

- Zusätzlich zur PraNeoHom Anwendung, mit Zeichen und Wasser, habe ich gute Erfahrungen:
- Bei Darmkoliken und Blähungen die Narbe des Nabels entstören und homöopathisch Lycopodium und eventuell Nux vomica austesten. In einer kleinen Potenz geben oder in die Wiege legen.
- Für die Windeldermatitis (wunder Po) hilft Johanniskrautöl.
- Für die Neugeborenen-Gelbsucht die Leberpunkte bemalen[174]
- Bei Husten nur nachts: neuer Teppich?, neue Bettwäsche?, neues Kuscheltier? Kuscheltiere vor Gebrauch waschen.
- Homöopathische Mittel bei Schlaflosigkeit: Carcinosinum, Medorrhinum, Luesinum oder Tuberculinum.
- Homöopathische Mittel für Schreikinder: Lac caninum, Medorrhinum, Tuberculinum oder Luesinum.
- Für die Zahnung: Homöopathisch Chamomilla und eine Bernsteinkette umlegen.
- Möchte gerne getragen werden:
  - Schnell, Arsenicum album
  - Mit Rhythmus, Calcium carbonicum
  - Möchte auch mal abgelegt werden, Chamomilla
  - Möchte nicht mehr abgelegt werden, Pulsatilla

Fall 101 „Geburtslage“[175]: *Sieben Wochen vor der Geburt meiner Nichte lag diese quer im Bauch meiner Schwester, obwohl sie schon in Geburtslage hätte liegen sollen. Meine Schwester war etwas zerknirscht, weil das Baby dann zwei Wochen vor dem eigentlichen Geburtstermin per Kaiserschnitt geholt werden sollte. Also habe ich ihr vorgeschlagen, wir probieren per Wasserübertragung, das Baby*

174 Siehe „Gesund mit Zeichen auf Akupunkturpunkten“
175 Katharina Kornprobst

dazu zu bewegen, sich doch noch zu drehen. Getestet hat als Begriff „Bewegung in die perfekte Geburtslage" mit Ypsilon. Meine Schwester sollte das einmal am Tag für zwei Tage auf Wasser übertragen. Nach zwei Tagen der Anwendung bekam ich die Nachricht, dass sich das Baby gedreht und die Frauenärztin dies per Ultraschall bestätigt hatte. Meine Nichte kam auf natürlichem Wege eine Woche vor dem errechneten Geburtstermin gesund und munter zur Welt. Beim nächsten Erfahrungsbericht wurde das Ypsilon angewandt mit dem Fokus, den Fluss zu stoppen.

Fall 102 „Muttermund öffnet sich viel zu früh"[176]: *Bereits in der 22. Woche stellte der Frauenarzt fest, dass sich der Muttermund der Patientin öffnete und diese zusätzlich leichte Blutungen hatte. Auf Grund starker Schmerzen wurde sie ein paar Tage später ins Krankenhaus eingewiesen. Dort sagte man ihr, dass sie absolute Ruhe bräuchte und vor allem liegen müsse, damit das Kind eine Überlebenschance hätte. Da sich der Muttermund weiter öffnete, war die Angst groß, das Kind zu verlieren. Sie wandte sich an mich und ich schlug ihr vor, ein Heilwasser herzustellen. Ich testete „offener Muttermund" mit Zwei-Strich-Sinus. Dies sollte auf Wasser übertragen werden und zwar auf alles, was die Patientin an Flüssigkeit zu sich nahm. Das machte sie auch sofort, so wie hier beschrieben und sehr aktiv, und legte zusätzlich mehrere dieser Zettel mit dieser Information unter ihre Gläser, Tassen und Flaschen, wenn sie gerade nicht trank.*

Des Weiteren testete ich das Ypsilon Zeichen. Es sollte das weitere Öffnen verhindern und außen auf den Bauch gemalt werden. Die Position in etwa dort, wo der Muttermund im Inneren liegt. Die Ausrichtung war hier sehr wichtig. Der Trichter des Ypsilonsymboles musste nach unten Richtung Füße zeigen und der Strich nach oben Richtung Kopf. Es wurden 3-4 Ypsilons in der Größe von 3-4 Zentimeter mit wasserfesten Stiften in Farbe blau aufgemalt. Sie sorgte dafür, dass die Zeichen spätestens jeden zwei-

176 Klaus Echtler

ten Tag nachgemalt oder erneuert wurden. Die Patientin fühlte sich von Tag zu Tag besser, der Muttermund veränderte sich leicht, in dem er etwas fester wurde. Keine Blutungen mehr (bis zur Entbindung). Acht Tage nach Beginn der Behandlung durfte sie nach Hause, unter der Bedingung, sich zu schonen und am besten zu liegen, was mehr oder weniger eingehalten wurde. In der 38. Woche kam ein gesundes Mädchen mit 2880 Gramm zu Welt. Etwas klein aber OHO!

Fall 103 „Geburt“[177]: *An einem Sonntag rief mich der Mann einer schwangeren Klientin auf dem Handy an und sagte, seine Frau liege seit zwölf Stunden nach einem Blasensprung in den Wehen, doch das Kind sei noch nicht in Sicht. Außerdem meinte er, das Baby habe sich noch nicht komplett abgesenkt und die Nabelschnur würde falsch liegen. Die werdenden Eltern machten sich große Sorgen, denn, wenn sich die Lage der Nabelschnur nicht ändern würde, wäre ein Kaiserschnitt notwendig. Der Mann meiner Klientin und ich stellten unsere Handys auf Lautsprecher und ich begann die Frau über die Ferne auszutesten. Er befand sich im Krankenhausflur und ich in meinem Praxisraum. Als erstes testete ich eine Wasserübertragung: Leichte Geburt, Willkommen mit Ypsilon. Die Frau sollte ein Glas mit dieser Information trinken.*

Zudem testete ich das Zeichen Liegende Acht. Der Mann sollte seiner Frau eine liegende Acht mit einem grünen Stift auf den Bauch malen, direkt unter den Bauchnabel. Nach der Geburt sollte er es wieder abwaschen. Wir verabschiedeten uns und er versprach, die zwei Aufgaben auszuführen und sich wieder bei mir zu melden. Eine halbe Stunde später rief der Mann wieder an, dass die Nabelschnur nun richtig liege und seine Frau mit starken Wehen auf das Wasser reagiere. Die Hebamme meinte, einer normalen Geburt stehe nichts im Weg. Wir verabschiedeten uns erneut und er wollte mir Bescheid geben, sobald es Neuigkeiten gäbe. Zwei Stunden später bekam ich

177 Claudia E.

eine WhatsApp mit dem Foto eines wunderschönen kleinen Jungen und den Worten: Unser kleiner Paul ist gesund auf die Welt gekommen. Tausend Dank! Einen Monat später kam die frisch gebackene Mama mit ihrem Paul zu mir in die Praxis und erzählte mir von der Geburt. Das informierte Wasser sei so intensiv gewesen, dass sie es nur in kleinen Schlucken trinken konnte. Ihr Körper habe mit starken Wehen reagiert und ihr Paul sei dann so schnell gekommen. Ich testete sowohl Mutter als auch Kind aus und freute mich mit ihnen, dass sie so gesund waren.

Fall 104 „Schreikinder"[178]: *Vor einigen Jahren kam eine Patientin in meine Praxis mit ihrem drei Monate alten Baby. Das Kind war sehr unruhig. Es hat wenig geschlafen und immer wieder geweint, wenn es nicht im Arm getragen wurde. Die Mutter war vollkommen fertig, übermüdet und wusste nicht mehr aus und ein. Ich bemalte die Nabelnarbe, gab dem Kind über die Mutter ein informiertes Wasser und behandelte die Mutter. Kurz darauf rief diese mich ganz erstaunt an und berichtete, dass ihr Baby so ruhig war, dass sie es oft vergessen hat. Es lag oft stundenlang ruhig in der Wiege, was davor nie vorgekommen war.*

Fall 105 „Behandlung von Kleinkindern"[179]: *Ich besuche meine Tochter und ihren 2 Jahre alten Sohn Max. Er, der sonst immer herumsaust, sitzt fast schon apathisch da, hat glasige Augen und keinerlei Appetit. Ich mache bei meiner Tochter, stellvertretend für Max, eine Energiebalance, da mein Enkel nicht will, dass ich an ihm etwas mache.Gerade habe ich das letzte Zeichen aufgemalt, springt der kleine Kerl auf, möchte jetzt unbedingt etwas essen und ich, die Oma, soll ihn fangen. Inzwischen ist Max schon 7 Jahre alt und lässt sich jetzt direkt von mir behandeln. Bei irgendwelchen Infektionen führe ich immer als erstes die Energiebalance durch. Die Reaktion ist jetzt jedesmal ähnlich: Er sinkt in einen tiefen 2 – 4-stündigen Schlaf und wacht danach gut erholt auf und ist wieder fit.*

---

178 Layena Bassols Rheinfelder
179 Hedi Paul

Fall 106 „Kinderkrankheiten"[180]: *Mein Sohn hatte mit sechs Jahren Windpocken. Der ganze Körper war mit den Bläschen übersät und er war von sehr starkem Juckreiz geplagt. Leider halfen weder Lotion noch Puder. Da er meine Arbeit mit den Zeichen kannte, sagte er zu mir: Mama, bitte mach ein Zeichen, damit es mir besser geht. Ich machte ein Foto, auf dem man die vielen Bläschen sehr gut erkennen konnte, dann testete ich es aus, steckte es in eine Folie und malte ein Sinus darauf. Mit diesem Foto machte mein Sohn eine Wasserübertragung, so lange und oft wie ich es aus testete. Nach eineinhalb Tagen war der Juckreiz ganz verschwunden und die Bläschen konnten gut abheilen, es gab keine Narben, da kratzen nicht mehr nötig war.*

Fall 107 „Wurmmittel"[181]: *Bei mehreren kleinen Kindern in der Familie ist es sehr wahrscheinlich, dass irgendwann einmal ein Maden- oder Fadenwurmbefall auftritt. Das Kind bekommt dann in der Regel vom Kinderarzt ein Antihelmintikum (Wurmmittel) verordnet. Als ich an einem Wochenende bei einem meiner Kinder solch einen Befall bemerkte, schaute ich gleich nach, ob ich ein solches Mittel noch zu Hause hätte. Leider fand ich nur noch die leere Packung eines Wurmmittels. Da ich aber nicht bis Montag warten wollte, testete ich, ob ich mit der Verpackung eine Heilwasserübertragung machen könnte. Nachdem ich noch ein Y auf die leere Packung schrieb, ergab die Testung für 2 Tage je 2 Gläser herzustellen. Nach 2 Tagen Einnahme des Heilwassers waren die Würmer verschwunden. Dieser Tipp wurde im Freundeskreis noch mehrmals erfolgreich angewendet.*

180 Jenny Farousi
181 Regina Überrück

Impfungen

Über Impfungen gibt es viele verschiedene Meinungen. Jeder muss selbst für sich entscheiden und die Eltern für die Kinder. Das ist oft nicht einfach. Es ist empfehlenswert, sich gut zu informieren, bevor eine solche Entscheidung getroffen wird, da Impfschäden sehr schwerwiegend sein können, oft nicht mehr rückgängig zu machen sind und nicht mehr zur Seltenheit gehören. Abhängig davon, wovor man am meisten Angst hat – vor der Krankheit oder vor der Impfung – kann dann entschieden werden.

Ein paar Regeln sind:

- Babys nicht zu früh impfen.
- Möglichst wenige Impfstoffe auf einmal geben
- Den richtigen Zeitpunkt austesten z.B. nach dem Mondkalender oder auch ganz individuell. Das Kind muss vollkommen gesund sein.
- Den Impfstoff ein paar Minuten davor mit einem Y versehen.
- Bei Auftreten von Nebenwirkungen sofort die Impfung umschreiben und die Energiebalance[182] durchführen.
- Gegebenfalls zusätzlich homöopathisch behandeln. Mögliche Mittel sind Thuja, Silicea und Sulfur
- Das Immunsystem stärken mit einem Ypsilon auf der Thymusdrüse:

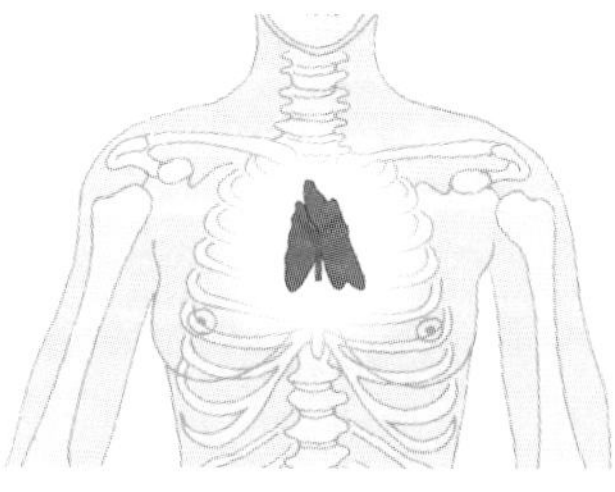

182 Wie das geht ist beschrieben im Buch „Gesund mit Zeichen auf Akupunkturpunkten“

Fall 108 „Impfen verträglicher machen"[183]: *Als ich 2013 nach Tansania flog, brauchte ich die Gelbfieberimpfung, da sie in diesem Land Pflicht ist. Ich testete den besten Zeitpunkt aus und orientierte mich nach dem Mondkalender. Einige Tage vor dem Termin fing ich mit einer Wasserübertragung an, mit „Gelbfieberimpfung verläuft optimal" mit Ypsilon. Am Tag der Impfung bat ich den Arzt, ein Ypsilon auf die Ampulle zu zeichnen und 1-3 Minuten einwirken zu lassen. Nach der Impfung übertrug ich auf Wasser „Folgen der Impfung" mit Sinus. Ich bin sicher, dass ich aufgrund dieser Vorbereitungen keinerlei Reaktion auf die Impfung hatte, was nicht der Fall war bei meinen Reisegefährten, von denen viele darauf reagierten.*

Medikamente

Medikamente grundsätzlich austesten. Dadurch können Unverträglichkeiten und deren Nebenwirkungen vermieden werden.

- Die Pille – am besten in der pillenfreien Phase.
- Medikamente: morgens, möglichst nüchtern. Zusätzlich die Synergien, das Zusammenwirken mehrerer Medikamente, testen.

Bevor wir ein chemisches Medikament nehmen, z.B. ein Antibiotikum, können wir die Information mit einem Ypsilon auf Wasser übertragen, um den Körper darauf vorzubereiten. Danach kann oft die Dosis reduziert werden oder man braucht das Medikament gar nicht mehr.

Bei Antibiotikum-Einnahme kann man folgendermaßen verfahren:
- Vor dem Einnehmen ein Y auf die Packung malen und eventuell zuerst die Information auf Wasser übertragen.
- Während der Einnahme ein Ypsilon auf die Packung malen

183 Layena Bassols Rheinfelder

- Nach Beendigung der Antibiotikum-Einnahme kann man das Antibiotikum wieder ausleiten. Dafür wird das entsprechende Umkehrzeichen ausgetestet und diese Information auf Wasser umgeschrieben. Beispielsweise den Namen des Antibiotikums mit Zwei-Strich-Sinus und danach mit Sinus.

Raucherentwöhnung

Das Wichtigste ist, dass die Person aufhören will zu rauchen. Wenn diese Bedingung erfüllt ist, kann mit Hilfe einer Zigarette ein Nikotinersatzwasser hergestellt werden. Dazu nimmt die Person eine Zigarette ihrer Lieblingsmarke in die linke Hand und hält ein Fläschchen mit Wasser (oder Wasser-Alkohol-Gemisch) in der rechten Hand. Nun überträgt sie die Information der Zigarette auf das Fläschchen. Alternativ kann auch die Zigarette auf einen Zettel gelegt werden, auf dem steht: „Ohne schädliche Zusatzstoffe" mit dem Zeichen Ypsilon. Nach 1-3 Minuten ist die Übertragung beendet und das Wasser enthält nun die Nikotininformation. Wann immer die Person Lust bekommt zu rauchen, nimmt sie nun ein paar Tröpfchen von diesem Nikotinwasser. Es ersetzt die Zigarette. In der Regel verschwinden die Entzugserscheinungen augenblicklich. Zusätzlich kann sie eine Wasserübertragung vornehmen, z.B. mit folgender Information:

„Rauchen" mit Umkehrzeichen (Sinus oder die Verstärkung mit Strichen) oder „Ich höre leicht auf zu rauchen", „Ohne Zigarette leben" mit Ypsilon, etc.

Fall 109 „Weg vom Glimmstängel"[184]: *In drei Fällen konnte ich Menschen unabhängig voneinander dabei helfen, mit dem Rauchen aufzuhören. Sie hatten den Entschluss bereits gefasst und zum Teil auch schon aufgehört. Doch die Entzugserscheinungen machten ihnen auf unterschiedliche Weise Stress. Vor allem konnten sie nur noch*

184 Felicitas Sperr-Burger

an Zigaretten denken und waren kurz davor, der Versuchung zu erliegen. Ich arbeitete mit dem Thema Entzugserscheinungen in unterschiedlichen Wasserübertragungen und konnte damit verknüpfte Themen oder persönliche Erlebnisse, die wir vorher individuell ausgetestet hatten, harmonisieren. Bei allen Personen ist die zwanghafte Lust auf die Zigarette bzw. das Bedürfnis auf Nikotin, verschwunden und sie waren seitdem rauchfrei.

Tiere

Bei Tieren funktionieren die Zeichen wunderbar, da sie nicht den zweifelnden Verstand haben. Daher ist der Effekt oft erstaunlich.

Hund

Fall 110 „Familienmitglied Hund"[185]: *Unser Hund Hugo kam als 10 Wochen alter Welpe in unsere Familie und wurde von allen gleich geliebt! Damit unsere Enkelkinder und Hugo gut miteinander auskommen habe ich einen Zettel gemacht und unter seinen Futternapf gelegt: „LEONIE, MARIE, HUGO HUND BESTE FREUNDE". Darauf habe ich ein großes rotes Ypsilon gemalt und dann ebenso noch einen Zettel gemacht, um ihn auf die Geburt des dritten Enkelkindes vorzubereiten: „HUGO HUND, BABY, BESTE FREUNDE" mit Ypsilon. Und tatsächlich sind sie alle zusammen ein eingeschworenes Team! Nach der Geburt von Patrick hat sich Hugo immer neben dem Kinderwagen platziert und dort fühlte er sich richtig wichtig und beim leisesten Ton kam er dahergelaufen, um Patricks Mami zu holen. Auf seinem Halsband ist noch die Information geprägt: Ich bin ein braver, folgsamer Hund mit Ypsilon.*

Fall 111 „Dauer der Zeichen beachten"[186]: *Die Hündin Luna berührte mit ihrer Schnauze bei einem abendlichen Spaziergang einen stromfüh-*

185 Maria Feichter-Unterhofer
186 Gabriela Kaufmann (ehem. Fälschlein)

renden Weidezaun, bekam einen sehr schmerzhaften Stromschlag und rannte vor Schmerz und Panik davon. Ihr Verhalten danach deutete auf einen Schock hin; um diesem entgegenzuwirken, schrieb Gabriela einen Zettel mit dem Text „Schock durch Stromschlag" mit Zwei-Strich-Sinus und legte diesen Zettel unter ihre Schlafdecke. Luna schlief auf dieser Decke die folgenden Tage sehr gut. Nach etwa einer Woche plötzlich mied sie diese Decke, von einem Tag auf den anderen. Bei genauerem Hinsehen stellte Gabriela fest, dass der Zettel mit dem Text „Schock durch Stromschlag" immer noch unter der Decke lag – sie hatte ihn dort vergessen. Nach Entfernen des Zettels legte sich die Hündin auf ihre Decke und schlief dort tief ein. Zeichen, die nicht stimmen, wirken gegenläufig. Stimmige Zeichen heilen.

Fall 112 „Ehrlichia"[187]: *Finou, eine Hündin aus Santa Cruz, Bolivien, hatte Ehrlichia, eine Krankheit, die von einer Zecke übertragen wird. Sie hatte permanent eine krätzenähnliche Hautkrankheit (Demodex) mehr oder weniger ausgeprägt und bakterielle Hautentzündungen mit Bläschen, über den ganzen Körper verteilt. Wenn diese geplatzt sind, kam eine stinkende eitrige Flüssigkeit heraus. Sie war nie gesund. Im ersten Bild sieht man sie mit Demodex über den ganzen Körper verteilt und bakterieller Hautentzündung am Rücken und Kopf. Die Haut wird faltig wie Leder. Man kann das am Kopf im ersten Foto erkennen. Als sie zu Renate kam, war sie schon krank. Sie war ein Straßenhund, ungefähr vier Monate alt.*

Sehr bald entwickelte sie eine Resistenz gegenüber jeglicher Art der Behandlung und vier Jahre lang musste sie mit dieser schrecklichen Krankheit leben, an der sie hätte sterben können. Als ich 2015 in Bolivien war, wohnte ich bei Renate. Wir fingen die Behandlung im Dezember an und ungefähr im März war sie gesund. Wir haben einen Zettel mit der Information „Ehrlichia und Ursache" mit „Zwei-Strich-Sinus" geschrieben und unter ihr Trinkgefäß gelegt und spä-

187 Layena Bassols Rheinfelder

ter mit Sinus und Ypsilon fortgeführt. Ich machte zusätzlich noch eine radionische Energiebalance. Das ist alles, was wir getan haben. Bei den zwei weiteren Fotos sieht man Filou nach der Behandlung wieder gesund ohne ihre schreckliche Krankheit.

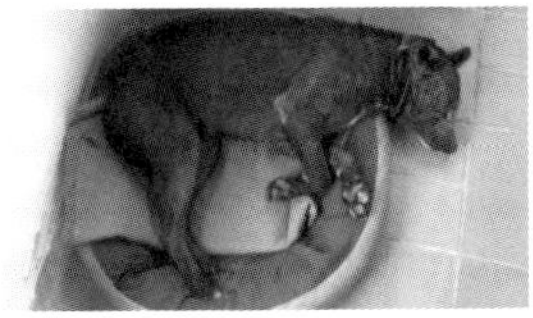

Vor der Behandlung

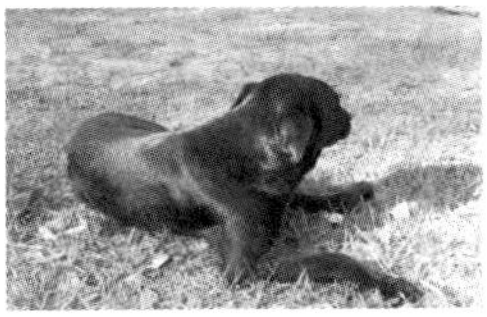

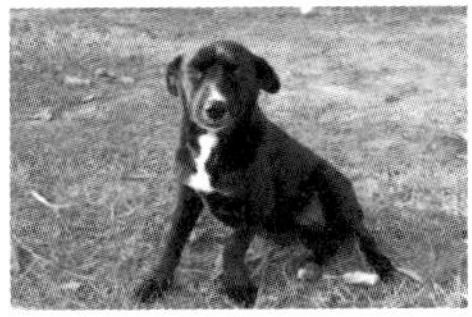

Nach der Behandlung mit Zeichen

Fall 113 „Zecken bei Hunden“[188]: *Ausprobiert bei meinem eigenen Hund und in weiteren Fällen bestätigt: Auf einen Zettel das Wort „Zecken“ und darüber das ausgetestete Zeichen gemalt (bisher waren es bei mir immer Sinus bis Zwei-Strich Sinus; kann sich im Laufe der Zeit auch ändern; ab und an nachtesten) und den Zettel unter den Trinknapf gelegt, wo er die Zeckenzeit über verbleibt. Nach wenigen Tagen schnappten sich die Hunde in meinen Fällen entweder nur noch selten oder keine Zecken mehr auf. Vorher waren es teilweise täglich mehrere neue Zecken. Ich bin sehr froh über diese Lösung, da ich nicht auf die chemische Keule setzen wollte.*

Fall 114 „Verhalten beim Hund“[189]: *Nachdem mein Hunde-Rüde eine Prostata-Entzündung hatte, haben die Tierärzte dringend empfohlen, ihn kastrieren zu lassen oder regelmäßig mit Hormonspritzen zu behandeln. Der Entzündung vorausgegangen war ein recht komisches Verhalten unseres Hundes, das er über einige Wochen hatte. Er war total durch den Wind und wollte alles und jeden „besteigen“ (bei Menschen schnappte er sich immer den Arm). Diesem starken Sexualtrieb war wohl auch das Prostata-Problem geschuldet. Nachdem sich das Verhalten wieder in gleicher Weise einstellte, testete ich einen Begriff und Zeichen. Den Zettel habe ich unter den Trinknapf gelegt: „Ausgeglichener Hormonhaushalt“ und Y drüber. Nach ein paar Tagen stellte sich wieder ein normales Verhalten ein.*

188 Norbert Sand
189 Norbert Sand

Fall 115 „Inkontinenz bei 11-jähriger Hündin"[190]: *Die Hündin einer Freundin hatte den Verdacht auf Blasenentzündung mit 11 Jahren. Es wurde angeraten, Urin zu bringen und eine Blutuntersuchung zu machen. Meine Freundin hatte aber nicht das Gefühl einer Entzündung, eher den Verdacht auf eine Inkontinenz, weil Ihre Hündin in letzter Zeit sehr oft (auch nach einer ausgiebigen Gassirunde) im Liegen Urin verlor. Sie erkundigte sich nach einem geeigneten Inkontinenzmittel (Incurin) und kam damit zu mir. Nach einer Austestung der Inkontinenz und dem Mittel habe ich ihr eine Wasserübertragung „Incurin und ein Ypsilon darüber" empfohlen und zusätzlich den Zettel noch in das Körbchen zu legen. Siehe da, es hat gewirkt! Die Hündin blieb weitere 3 Jahre trocken und mit 14 Jahren hat sie dann noch zusätzlich eine halbe Tablette Incurin dazu bekommen. Die Schachtel des Mittels wurde mit einem Y versehen, da das Y auch die Nebenwirkungen neutralisiert. Die Hündin ist heute 15 Jahre und befindet sich in bester Gesundheit.*

Katze

Fall 116 „ Der Flohzirkus auf 4 Pfoten"[191]: *Meine beiden Katzen hatten 3 Jahre lang immer wieder Flöhe. Ich hatte damals im Fell der einen Katze einen Floh gefunden und 2 Tage später hatte ich einen Flohzirkus auf 4 oder 8 Pfoten. Damals kannte ich die Methode noch nicht und habe ihnen die vom Tierarzt empfohlenen Mittel auf die Haut gegeben. Allerdings hatte ich dabei kein gutes Gefühl. Nachdem ich dann die PraNeoHom erlernt hatte, begann ich mit ihnen zu arbeiten. Jede meiner Katzen erhielt einen Notizzettel, auf dem ihr Name und Floh oder Flöhe geschrieben stand. Dazu das passende Umkehrzeichen. Diesen Zettel legte ich unter ihren Lieblings-Schlafplatz und meine Katzen schliefen darauf, so lange es ihnen gut tat. Ich ging vor, wie bei einer Wasserübertragung, allerdings wurde das Y am Ende nie benötigt. Manchmal testete am Ende ein Kreuz gut. Die Flöhe vermehrten sich dann nicht mehr auf der Katze, auch*

190 Tabitta Wenisch
191 Felicitas Sperr-Burger

wenn ich mal einen Floh gefunden hatte, blieb es bei dem einen. Diese Prozedur machte ich drei Jahre hintereinander und dann testete ich immer wieder im Frühjahr nach, ob eine Information nötig ist. Durch meine „Floh-Zettel" habe ich seitdem, sicherlich 8 Jahre lang, keine Probleme mehr mit Flöhen und konnte auf chemische Mittel verzichten. Auch für die Katzen meiner Mutter testete ich so aus und einmal hatte eine der Katzen auf einer gelben Decke den Zettel liegen, auf dem sie schlief. Als sie aufstand, hüpften zwei Flöhe auf der Decke umher. Sie hatten sich auf der Katze nicht mehr wohl gefühlt. Andere Anwender berichteten mir auch von guten Erfahrungen mit den Begriffen „Flohfreie Zone" und Y in einer Informationsübertragung.

Fall 117 „ Katze springt wieder"[192]: *Meine Katze Jessica hatte eine Phase, in der ich merkte, dass sie es vermieden hat zu springen. Ich hatte damals zwei Freundinnen zu Besuch und erzählte ihnen von der Methode. Sie interessierten sich sehr dafür und ich führte ihnen das Testen am Beispiel von Jessica vor. Ich testete verschiedene Begriffe. Die Formulierung „Schmerzen am unteren Rücken" testete den höchsten Vektor. Ich war etwas verwundert, da man ihr keine Schmerzen angemerkt hat, habe aber diese Formulierung zusammen mit ihrem Namen auf einen Notizzettel geschrieben und das passende Umkehrzeichen darüber gemalt. Sie lag in der Mitte des Raumes auf einem Teppich und ich zeigte ihr den Zettel und legte ihn in ihre Nähe. Wir tranken Tee und unterhielten uns, währenddessen legte sich Jessi mit dem Bauch nach oben so auf den Zettel, dass dieser unter ihr im Bereich der Lendenwirbel lag. Meine Freundinnen beobachteten sie und nach einer halben Stunde fragte die eine: „Lebt die schon noch?". Jessica genoss tiefenentspannt die Information und Schwingung auf dem Zettel und lag immer noch auf dem Rücken mit dem Bauch nach oben in der Mitte des Raumes und fühlte sich offensichtlich sehr wohl. Am nächsten Tag zeigte sie*

192 Felicitas Sperr-Burger

mir dann auch, wie sie auf mein Regal und andere Möbel springen konnte.

Fall 118 „Katze frisst nicht"[193]: *Meine Katze Minea hatte einen Infekt mit Sinusitis und einen entzündlichen Prozess in der Schleimhaut des Maules und des Magens. Sie schniefte, hüstelte und wirkte matt und ihre Stimme war ein wenig kratzig. Sie hatte Appetit und wollte ihr gewohntes Futter zu sich nehmen, aber das klappte leider nicht. Sie konnte zwar das Futter aufnehmen, speichelte es ein, aber es kam postwendend wieder heraus. Was war los? Sind es ihre Haare, die sich als Knäuel im Magen gebildet haben, hatte sie Halsschmerzen oder gar eine Vergiftung? Ich suchte nach der Ursache, indem ich sie komplett abgetastet bzw. ihren Körper mit dem Finger „gescannt" habe, während ich testete. Der Magen zeigte einen Vektor 6, so dass ich „Magenbeschwerden" mit Strich-Sinus auf einen Zettel malte und diesen unter ihren Körper legte. Nach 4 Stunden konnte sie schon ein bisschen fressen, aber natürlich noch nicht so wie sonst. Für mich ein Zeichen, dass es ihr wieder ein bisschen besser ging. So testete ich weiter und schrieb nun „Schluckbeschwerden" auf einen Zettel mit Sinus und legte ihn wieder unter ihren Schlafplatz. Dann informierte ich zusätzlich auch noch ihr Wasser, von dem sie auch gleich getrunken hat. Am Abend kam sie schon mit auf das Sofa und schnurrte und am nächsten Tag war es so, als ob es ihr nie schlecht gegangen wäre.*

Kuh/Rind

Fall 119 „Kalbung"[194]: *In den Seminaren für Landwirte erzählten mir diese, was für eine positive Wirkung das Ypsilon auf das Kälbern hat. Einige Tage vor dem ausgerechneten Termin malen die Landwirte das Ypsilon hinter der Kuh in ihre Aura. Dabei gehen sie so vor wie der Priester beim Segnen. Sie öffnen die Arme mit den Handflächen nach oben und ziehen sie zusammen zur Gebetsposition, um*

193 Christiane Hein
194 Layena Bassols Rheinfelder

dann den Strich nach unten zu ziehen. Das ergibt eine Ypsilonform. Die auf diese Weise „gesegneten" Kühe hatten, den Berichten zufolge, problemlos gekälbert.

Fall 120 „Trennung der Kälber von der Mutterkuh"[195]: *Landwirte haben das Problem, dass bei der Trennung der Mutterkuh vom Kalb beide fürchterlich leiden und die Menschen mit. Daher entscheiden die meisten Landwirte, das Kalb sofort von der Mutterkuh zu trennen, sprich direkt nach der Geburt und in den sogenannten Iglus heranwachsen zu lassen. Der Effekt ist, dass viele Kälber Durchfall bekommen, da sie statt immer wieder an dem Euter Ihrer Mutterkuh frische Milch zu saugen, sie zweimal täglich gefüttert werden und dann so hungrig sind, dass sie hastig die Milch herunterschlucken. Ein Landwirt von Niederbayern hat mir berichtet, dass er die Kälber nicht mehr von den Mutterkühen trennt. Die Frage war natürlich, wie er es denn macht, um die Trennung dann reibungslos zu vollziehen. Die erstaunliche Antwort war: Er würde acht Tage vor der Trennung sowohl das Kalb als auch die Kuh mit informiertem Wasser behandeln. Die Mutterkuh bekommt ein Wasser mit der Information „Danke, dass du uns dein Kalb schenkst. Wir leben davon und es ist jetzt groß genug, um von dir getrennt zu werden" mit Ypsilon. Dem Kalb „Du wirst von deiner Mutter getrennt, da du jetzt schon groß bist und ohne sie gut klar kommst" mit Ypsilon. Wenn dann nach acht Tagen das halbe Jahr alte Kalb von der Mutterkuh getrennt wird, gibt es keine Probleme mehr. Es reicht aber nicht, wenn die Wasserübertragung nur wenige Tage gemacht wird.*

Am besten austesten, wie lange eine Wasserübertragungen gemacht werden soll. Dieses Beispiel kann übertragen werden auf die Situation, wenn Mütter ihre Babys abstillen wollen oder wenn Kleinkinder in den Kindergarten kommen. Ich bin sicher, dass es eine große Hilfe sein kann, diese einfache Methode anzuwenden.

195 Layena Bassols Rheinfelder

Fall 121 „Milchfieber ohne Tierarzt geheilt"[196]: *Unsere Pinzgauer Kuh hat problemlos gekalbt und ein gesundes, schönes Kalb gebracht. Mein Mann malt immer ein Y vor der Kalbung auf das Tier und unterstützt so den Geburtsvorgang. Aber am nächsten Morgen lag sie wegen Milchfieber fest! Sofort machte ich die Energiebalance und testete aus, was sie noch bräuchte, wie ein Zeichen im Stall direkt beim Kopf der Kuh (Würfel – das Erdelement – Rhythmus und Ordnung verhelfen dir zu neuer Kraft). Außerdem machte ich ein Dankesritual, bei dem ich sie für ihre Dienste ehrte, und auch Kalzium phosphoricum bekam sie von mir eingeschwungen. Das alles reichte aber nicht aus, um auf Vektor 1 zu kommen. Natürlich haben wir dann auch getestet, ob es notwendig und wichtig wäre, den Tierarzt herbeizuholen, kam aber immer mit deutlichem NEIN. Ich sagte dann meinem Mann, er solle Kalzium auf Wasser übertragen und der Kuh verabreichen, was er dann auch tat, aber sie verweigerte auch nur ein bisschen zu trinken! Also testeten wir weiter und auch mein Mann schlug dann vor, Kalzium auf Kraftfutter zu übertragen. Es testete gut und ER selber musste es der Kuh verabreichen (also brauchte sie die Fürsorge ihres Halters). Sofort fraß sie das informierte Kraftfutter und wir testeten aus, dass sie im Laufe des Vormittags im zweistündigen Abstand kleine Mengen davon brauchte. Bald darauf nahm sie auch das Wasser an und so versorgte mein Mann die Kuh bis zum späten Nachmittag. Als er dann am Abend zum Melken ging, stand sie da und hatte es tatsächlich alleine geschafft aufzustehen! Sichtlich erleichtert und dankbar wurde unsere Kuh gelobt!! In den nächsten Tagen bekam sie Kalzium immer noch aufs Kraftfutter übertragen, wobei natürlich die Abstände immer größer wurden und wir schließlich auf Vektor 1 kamen. Der Kuh geht es immer noch prächtig und sie ist problemlos und ganz schnell wieder trächtig geworden.*

196 Maria Feichter-Unterhofer

Nachwort

In diesem Buch werden viele erstaunliche Erfahrungsberichte publiziert. Und trotzdem funktioniert diese Methode nicht immer. Warum das so ist, kann ich nicht sagen. Aber der Prozentsatz der erfolgreichen Anwendungen ist extrem hoch. Wenn einmal eine Anwendung nicht den Nutzen bringt, die Schmerzen bestehen bleiben, die Schwellung nicht verschwindet, etc., tröste ich mich damit, wie oft es doch geholfen hat.

Ich empfehle jedem, der diese Methode sicher und erfolgreich anwenden möchte, eine fundierte Ausbildung[197] zu besuchen. Das geschriebene Wort kann nicht das vermitteln, was im lebendigen Unterricht weitergegeben wird. Ein weiterer Vorteil ist der regelmäßige Austausch mit geschulten Gleichgesinnten.

Alle PraNeoHom Praktiker und ehemalige Teilnehmer meiner Seminare, deren Erfahrungsberichte in diesem Buch veröffentlicht sind, teilen ihren Klienten grundsätzlich mit, dass die Anwendung der PraNeoHom keinen Arzt, Zahnarzt oder Psychologen ersetzt. Sie greifen weder in die Behandlung des Arztes, Therapeuten oder Zahnarztes ein, noch verschreiben sie Medikamente. Sie geben auch keine Heilversprechen. Was sie tun, ist mit dieser wunderbaren Methode den Klienten gesundheitsfördernd zu begleiten.

197 www.praneohom.de

Liste der PraNeoHom® Praktiker

121 Erfahrungsberichte von 31 PraNeoHom Praktikern

Bassols Rheinfelder, Layena: Gründerin der PraNeoHom Ausbildung, PraNeoHom Praktikerin und Dozentin seit 1998, Heilpraktikerin, 86911 Dießen am Ammersee, www.praneohom.de
Fall 1, 2, 3, 4, 8, 16, 18, 19, 21, 22, 26, 27, 28 (Gisela Hörmann, München, giselahoermann@web.de), 29, 35, 36, 43, 45, 49, 52, 56, 57, 61 (Monika Achternbusch, München), 63 (Harald Sewera, PraNeoHom Praktiker seit 2007, 93458 Eschlkam), 91, 96, 104, 108, 112 (Renate Fuchs, Santa Cruz, Bolivien, renate.selvanegra@gmx.de), 119, 120.

Bischur, Sylvia: PraNeoHom Praktikerin und Dozentin seit 2007, 82380 Peißenberg
Fall 80.

Bond, Elisabeth: engagierte PraNeoHom Praktikerin und Dozentin, ist leider verstorben. Wir danken ihr von Herzen für ihr Wirken.
Fall 50, 87.

Bouizedkane, Eva-Elisabeth: PraNeoHom Praktikerin und Dozentin seit 2004, Psychotherapeutin und Schamanin, 13591 Berlin, heilungswege@t-online.de
Fall 15.

Casagrande, Gilberto: PraNeoHom Praktiker seit 2017, I-31100 Treviso – Italien, gil3gilbert@gmail.com
Fall 9.

Echtler, Klaus: PraNeoHom Praktiker und Dozent seit 2006, 86871 Rammingen, www.viasanitas.de
Fall 102.

E., Claudia: PraNeoHom Praktikerin seit 2005
Fall 11, 33, 40, 65, 88, 103.

Farousi, Jenny: PraNeoHom Praktikerin und Dozentin seit 2015, Staatl. anerk. Masseurin, CranioSacrale Körpertherapie, 86919 Utting am Ammersee, info@jennyfarousi.de
Fall 46, 53, 83, 100, 106.

Feichter-Unterhofer, Maria: PraNeoHom Praktikerin seit 2015, I-39030 Mühlwald, Südtirol, unterhofer@brennercom.net
Fall 85, 110, 121.

Fischer, Andreána: PraNeoHom Praktikerin und Dozentin seit 2012, Heilpraktikerin, 82067 Ebenhausen
Fall 47, 48, 64, 72, 84, 94.

Gräf-Petzoldt, Johanna: PraNeoHom Praktikerin und Dozentin seit 2004, Heilpraktikerin, 08248 Klingenthal/Vogtland
Fall 51.

Guhr, Stefan: PraNeoHom Praktiker seit 2014, Bad Aibling
Fall 54, 70, 90.

Heigl, Christl: PraNeoHom Praktikerin und Dozentin seit 2009, Gesundheitspraktikerin, 82299 Türkenfeld, heigl.christl@gmail.com
Fall 20.

Hein, Christiane: PraNeoHom Praktikerin und Dozentin seit 2015, 38315 Hornburg, ntobi@web.de
Fall 118.

Hellinger, Claudia: PraNeoHom Praktikerin und Dozentin seit 2012, Mittelschullehrerin, 82515 Wolfratshausen, Claudia.Hellinger@gmx.net
Fall 34.

Kaufmann, Gabriela: Pferdeexpertin und Mittlerin zwischen Pferd und Mensch, 86899 Landsberg am Lech, www.thalerseehof.de
Fall 111.

Kornprobst, Katharina: PraNeoHom Praktikerin und Dozentin seit 2011, Gesundheitspraktikerin, 93047 Regensburg
Fall 99, 101.

Olivares, Ana: PraNeoHom Praktikerin und Dozentin seit 2016, Madrid, Spanien, anaolivares5@gmail.com
Fall 10.

Paluka, Dr. med. Almut: PraNeoHom Praktikerin seit 2009, Frauenärztin, Psychosomatik, Komplementärmedizin, 73087 Bad Boll, 82407 Wielenbach, almut.paluka@web.de
Fall 76.

Paul, Hedi: PraNeoHom Praktikerin und Dozentin seit 2012, Heilpraktikerin für Psychotherapie, 87561 Oberstdorf, www.hedipaul.de
Fall 79, 82, 89, 105.

Platzer, Angelika: PraNeoHom Praktikerin und Dozentin seit 2009, Heilpraktikerin, 73033 Göppingen, angelikaplatzer@gmx.de
Fall 17, 55, 60, 71, 75, 78.

Pollin, Hans-Joachim: PraNeoHom Praktiker und Dozent seit 1998, Heilpraktiker, 88662 Überlingen, www.gesundheit-harmonie.de
Fall 6, 7, 12, 32, 59, 62.

Schertle, Renate: PraNeoHom Praktikerin und Dozentin seit 2003, Heilpraktikerin, 83435 Bad Reichenhall, www.kraeuter-werkstatt.com
Fall 73.

Sitter, Claudia: engagierte PraNeoHom Praktikerin und Dozentin, ist leider Ende 2025 verstorben. Wir danken ihr von Herzen für ihr Wirken
Fall 37, 86.

Sand, Norbert: PraNeoHom Praktiker und Dozent seit 2013, 91567 Herrieden, https://lapaca.de/norbert-sand.html
Fall 5, 44, 113, 114.

Sperr-Burger, Felicitas: PraNeoHom Praktikerin und Dozentin seit 2004, Gesundheitspraktikerin, 84030 Ergolding
Fall 14, 31, 38, 42, 67, 74, 81, 93, 98, 109, 116, 117.

Überrück, Regina: PraNeoHom Praktikerin und Dozentin seit 2011, Heilpraktikerin, Physiotherapeutin, 56112 Lahnstein, www.OPZ-Koblenz.de
Fall 41, 68, 77, 92, 97, 107.

Verdugo Rojas, Dra. Verónica: PraNeoHom Praktikerin und Dozentin seit 2012, Ärztin, Chirurgin, Santiago – Chile, https://www.instagram.com/simbolosmimedicina/
Fall 25.

W., Bianca: PraNeoHom Praktikerin und Dozentin seit 2016
Fall 13, 23, 24, 66.

Wenisch, Tabitta: PraNeoHom Praktikerin und Dozentin seit 2008, Gesundheitspraktikerin, 85386 Eching/Dietersheim
Fall 69, 115.

Winkler-Pircher, Karin: PraNeoHom Praktikerin seit 2009, I-39050 St. Pauls / Eppan, Südtirol, www.sonnenlichtkarin.com
Fall 30, 39, 58, 95.

Wohland, Sabine: PraNeoHom Praktikerin und Dozentin seit 2013, 68329 Krombach, www.energiebalance.com.de
Fall 63.

PraNeoHom Lehrbücher und Fachbücher

Aus dem Grundlagenwerk der sieben Lehrbücher, die 2007 erschienen, wurden ab 2015 Fachbücher. Diese sind eine Überarbeitung der Lehrbücher mit vielen Erweiterungen und Aktualisierungen. Sie führen Schritt für Schritt in die PraNeoHom Methode ein. Die praktische Anwendung der Methode wird in der Online-Ausbildung vermittelt. Informationen zu den Kursen und Bestellung der Bücher über www.praneohom.de

Folgende Fachbücher sind bereits auf dem Markt:

Gesund mit Wasser und Zeichen
Die Zeichen von Erich Körbler ▪ Testen mit Einhandrute ▪ Wasserübertragung ▪ Zahlreiche Erfahrungsberichte
ISBN 978-3-940089-16-8, Preis 23,80 €, 4. überarbeitete Auflage 2026

Gesund mit Zeichen auf Akupunkturpunkten
Energie- und Hormonbalance ▪ TCM ▪ Fünf Elementen Lehre ▪ Narben ▪ Bioidentische Hormone
ISBN 978-3-940089-14-4, Preis 19,80 €, 2. Auflage 2017

Gesunde Entgiftung mit Zeichen
Allergien ▪ Unverträglichkeiten ▪ Mykosen ▪ Amalgam ▪ Umweltgifte ▪ Zahnmeridian ▪ Vegane Ernährungsweise
ISBN 978-3-940089-13-7, Preis 19,80 €, 3. Auflage 2019

E-Books

Einige Lehrbücher sind in Form von E-Books (im PDF-Format) erschienen und hier zu beziehen
https://www.praneohom.de/shop/ebooks/

In Planung

Trauma-Auflösung mit Zeichen
Psychomeridian ▪ Glaubenssätze ▪ Chakra- und Aurabalance ▪ Emotional Release

Quellenverzeichnis

„PraNeoHom Lehrbuch Band 1 und 7" von Layena Bassols Rheinfelder
„Biophysikalische Informationsmedizin in Praxis und Anwendung", Herausgeberin: Bärbel Westermann, ISBN 978-3-00-024324-0
„Raum & Zeit Spezial 3, Das Lebenswerk Erich Körblers", Ehlers Verlag, Wolfratshausen
„Wasser und Salz" von Dr. med. Barbara Hendel und Peter Ferreira, Ina-Verlag, ISBN 3-00-008233-6
„Die Botschaft des Wassers" von Masaru Emoto, Koha-Verlag, Burgrain
Brain-Gym®, Dennison, VAK Verlag 1999, Freiburg
„Das neue Denken" von Fritjof Capra, Knaur Verlag, ISBN 3-426-55368-9
„Quarks, Quanten und Satori" von Peter Russell, J. Kamphausen Verlag, ISBN 3-933496-60-8
„Ist Wasser magisch?" Fernsehbericht auf Bayern-Alpha von Dr. Harald Lesch, Professor für theoretische Astrophysik, Uni München
„Wasser und Salz", Vortrag von Peter Ferreira
„Artikel über Morphische Felder" von Dipl.-Ing. Hans Andeweg, Magazin Matrix 3000
„Wieder gesund werden" von Carl O. Simonton, Rowohlt-Verlag, Reinbeck bei Hamburg ISBN 3-499-19199-7
„Auf dem Wege der Besserung" von O. Carl Simonton, Rowohlt Verlag, ISBN 3-499-19791-X
„Die Stille Krebs- und AIDS Revolution" von Dr. Heinrich Kremer, Ehlers-Verlag, Wolfratshausen, ISBN 3-934196-14-6
„Prozessorientierte Homöopathie": 103 Homöopathische Mittel frei nach Dr. Tinus Smits
Skript zum Homöopathie-Unterricht von Alfons Pollak
„Spontan Heilungen, wenn Krankheiten von allein verschwinden" von Caryle Hirshberg und Marc Ian Barasch, Bechtermünz Verlag, ISBN 3-86047-382-4
„Prognose Hoffnung: Liebe, Medizin und Wunder" von Dr. med. Bernie Siegel, Econ Verlag, ISBN 3-612-26082-0
„Krebs verstehen, neue Wege gehen" von Dorisa Schadow und Heike Schallhammer (Hg.), Orlanda Verlag, ISBN 3—929823-41-1
„Das Buch der Heilung" von Osho, Heyne Verlag, ISBN 3-453-08097-1
„Über den Tod und das Leben danach" von Elisabeth Kübler-Ross, Silberschnurr-Verlag, ISBN 3-923-781-02-4
„Leben! Ich hatte Krebs und wurde gesund" von Eva-Maria Sanders, Heyne Verlag, ISBN 3-453-14863-0
„Gesund werden & gesund bleiben!" von Reiner Otto Schmid, ISBN 978-3-927676-20-6
"EM-X" von Shigeru Tanaka, ISBN 3-922201-41-5
Krebs verstehen und natürlich heilen", „Die Wahrheit über Krebs" von Ty Bollinger
„Biologisches Heilwissen" von Rainer Körner
„Krebs – Chance oder Finale" von Görnig/Garve

Weitere Buchempfehlungen:
Michelle Longo O`Donnell: Der Gott, den wir geschaffen haben (Medizin als Ersatzreligion)
Anthony William: Mediale Medizin – ziemlich kurz auf dem Markt (Virusinfektionen hinter allen Krankheiten)
Nouo Shioya: Die Kraft strahlender Gesundheit (tolle Meditationsanleitung – Licht in alle Zellen schicken).